K. Stosseck

Transcutane Sauerstoffmessung

Methodik und klinische Anwendung

Mit 31 Abbildungen

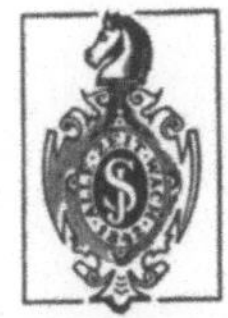

Springer-Verlag
Berlin Heidelberg New York 1977

Professor Dr. Klaus Stosseck

Institut für Anaesthesiologie
der Universität
Langenbeckstraße 1, 6500 Mainz

ISBN-13: 978-3-540-08481-5 e-ISBN-13: 978-3-642-66783-1
DOI: 10.1007/978-3-642-66783-1

Druck und Bindearbeiten: Meister Druck Kassel.
2127/3140–543210

108 Anaesthesiology and Resuscitation
Anaesthesiologie und Wiederbelebung
Anesthésiologie et Réanimation

Vorwort

Die Erfolge der modernen Medizin in der Erhaltung gefährdeter Menschenleben sind nicht denkbar ohne die Einführung naturwissenschaftlicher Meß- und Beobachtungsmethoden. Diese erlauben es, auch schwierige Zusammenhänge in den vitalen Funktionen von Atmung und Kreislauf klar zu erfassen und mit Maß und Zahl zu belegen. Hierbei verdienen diejenigen Methoden den Vorzug, die "nichtinvasiv", d. h. ohne Verletzung von Haut und Schleimhäuten, Gefäßen und Organen unter Erhaltung der Körpergewebe klare Aussagen über die chemische und physikalische Zusammensetzung der Körperflüssigkeiten und die Tätigkeit der vitalen Organe erlauben.

In der vorliegenden Arbeit ist es dem Autor, klinischer Professor am Mainzer Institut für Anaesthesiologie und Leiter auch dessen Experimenteller Abteilung, gelungen, die neue Methode der unblutigen Messung der Sauerstoffpartialdrucke im arteriellen Blut übersichtlich darzustellen und ihre klinische Relevanz anhand zahlreicher instruktiver Beispiele darzulegen.

Das Verfahren stellt eine wesentliche Bereicherung der Meß- und Überwachungsmöglichkeiten in der klinischen und experimentellen Anaesthesiologie dar und wird dazu beitragen, die modernen Anaesthesieverfahren besonders bei Risikopatienten und Risikooperationen sicherer zu machen.

Mainz, September 1977 — Rudolf Frey

Inhaltsverzeichnis

A. Einleitung

Die arteriellen Blutgase werden normalerweise innerhalb enger Grenzen durch zentral-chemische und mechanisch-reflektorische Mechanismen geregelt (LILJESTRAND, 1958; NAHAS u. FINK, 1961; CUNNINGHAM u. LLOYD, 1963). Die Allgemeinnarkose stellt einen erheblichen Eingriff in diese Regelmechanismen dar.

Abhängig von der Narkosetiefe (GUEDEL, 1951) treten beim spontanatmenden Patienten zentrale Störungen der Atmung auf. Die Luftwege im Bereich des Hypopharynx werden durch Muskelerschlaffung im Mundboden- und Kieferbereich eingeengt, es treten Koordinationsstörungen zwischen Zwerchfell und Intercostalmuskulatur auf, die Intercostalmuskulatur fällt für die Beteiligung an der Atemarbeit aus und schließlich kann bei noch tieferer Narkose das Atemzentrum seine Tätigkeit vollständig einstellen. Eine spezifisch atemdepressive Wirkung haben die morphinähnlichen Analgetica. Peripher bedingte Atemstörungen sind durch die Anwendung von Muskelrelaxantien gegeben. Sowohl im Bereich des Larynx als auch im Bereich der Atemmuskulatur kann die Störung der neuromuskulären Übertragung zu einer länger dauernden Hypoventilation führen. Mechanische Verlegungen im Bronchialsystem können zu Atelektasen von Lappen oder Lappenteilen oder zum Lungenkollaps führen (BEECHER, 1933; BENDIXEN et al., 1964; COLGAN u. WHANG, 1968).

Laryngospasmen und Bronchospasmen können als Folge gesteigerter Reflexe ausgelöst werden und sowohl zu einer inspiratorischen wie zu einer exspiratorischen Ventilationsstörung führen. Eine unbemerkte Aspiration von Magensaft kann eine allmählich sich verstärkende, bedrohliche obstruktive Ventilationsstörung zur Folge haben (MENDELSON, 1946). Viele dieser mit der Allgemeinnarkose verbundenen respiratorischen Probleme und Gefahren können durch die Intubationsnarkose verhindert oder vermindert werden. Durch die geeignete Anpassung der Beatmungsgrößen (RADFORD et al., 1954; RADFORD, 1955; MUSHIN et al., 1959; PETER et al., 1972) und die assistierte oder kontrollierte Beatmung mit hyperoxischen Narkosegasgemischen lassen sich normalerweise auch ohne häufige Kontrollen die Blutgase im Normbereich halten.

Die meisten intravenösen Narkosemittel, insbesondere die Barbiturate, aber auch barbitursäurefreie Stoffe wie Ketamine und Propanidid haben als unerwünschte Nebenwirkung infolge einer zentralhemmenden Wirkung des Energiestoffwechsels eine Atemdepression. Da die intravenösen Narkosemittel nicht nur zur Einleitung einer Kombinationsnarkose sondern auch zur Durchführung sogenannter Kurznarkosen verwendet werden, besteht hierbei zumindest bei Atmung von Raumluft die Gefahr der Hypoxie

(PFLÜGER, 1960; ZINDLER, 1965; PODLESCH u. ZINDLER, 1967; HEMPELMANN et al., 1972a; DOENICKE et al., 1973b; ERDMANN u. KUNKE, 1973; HEMPELMANN et al., 1973).

Bei der Kombinationsnarkose werden in der Regel zur Einleitung intravenöse Narkosemittel angewendet. Die häufig durchgeführte Intubationsnarkose erfordert zusätzlich zur Ermöglichung der Intubation die Anwendung von Relaxantien. Wird keine ausreichende Sauerstoffatmung oder assistierte Sauerstoffbeatmung vor der Gabe intravenöser Narkosemittel und Relaxantien durchgeführt, oder treten Intubationsschwierigkeiten auf, so kann es bis zum Zeitpunkt der Beatmung über den endotrachealen Tubus durch vorangehende Hypoventilation und Apnoe zur Hypoxie kommen (BOBA et al., 1959; DOWNES et al., 1961; FREY, 1952; MEDRADO u. STEPHEN, 1966; HEMPELMANN et al., 1972b).

Jede Allgemeinnarkose ist sowohl beim spontanatmenden als auch beim beatmeten Patienten mit einer Vermehrung des intrapulmonalen Shunts (FINLEY et al., 1960; NUNN, 1964; MICHENFELDER et al., 1966; SCHUURMANS-STEKHOVEN u. KRENZER, 1967; YAMAMURA et al., 1969; DENLINGER et al., 1972) und einer Erhöhung der alveolo-arteriellen pO_2-Differenz (FAHRI u. RAHN, 1955; FRUMIN et al., 1959; BERGMAN, 1967; PRYS-ROBERTS et al., 1968; VOIGT u. WEITZSÄCKER, 1975) verbunden. Diese Veränderungen der Lungenfunktion in Narkose erreichen innerhalb der ersten Stunde ihre volle Ausprägung und bleiben dann relativ konstant (PANDY u. NUNN, 1968). Ursächlich hierfür sind Störungen des Ventilations/Perfusionsverhältnisses (NUNN, 1964; MARSH et al., 1973) und eine Abnahme der funktionellen Residualkapazität (LAWS, 1968; DON et al., 1970; DON et al., 1972). Als Folge der verminderten Residualkapazität der Lunge kommt es in der Regel zur Unterschreitung des sogenannten "closing volume", d. h. des kritischen intrathorakalen Gasvolumens, bei dem sich abhängige Alveolen schließen. Es kommt zum Verschluß von Bronchioli sowie zu Alveolargaseinschlüssen ("air-trapping"). Die Lagerung (CRAIG et al., 1971; DON et al., 1971; DENLINGER et al., 1972), das Alter (HOLLAND et al., 1968; ANTHONISEN et al., 1969/70; LEBLANC et al., 1970; MANSELL et al., 1971) und eine Obesitas des Patienten (HOLLEY et al., 1967; COUTURE et al., 1970) beeinflussen das Ausmaß dieser Veränderung ebenso wie die Art des operativen Eingriffes (POTGIETER, 1959; OKINAKA, 1965; TICE et al., 1968).

Der erhöhte intrapulmonale Shunt, welcher in Narkose im Mittel auf 10 - 15% des Herzzeitvolumens ansteigt und im Einzelfall jedoch erheblich größer sein kann, führt zu einem Abfall des arteriellen pO_2. Ein Ausgleich dieses Abfalles kann nur durch eine Erhöhung des inspiratorischen pO_2 erfolgen.

Während der Narkoseausleitung nach Sauerstoff-Lachgasbeatmung führt der rasche Ausstrom von Stickoxydul bei Atmung von Raumluft zu einer Abnahme des alveolären Sauerstoffpartialdruckes. Diese sogenannte Diffusionshypoxie tritt auch bei einer ausreichenden alveolären Ventilation auf (FINK et al., 1954; SEVERINGHAUS, 1954; RACKOW et al., 1961; FRUMIN u. EDELIST, 1969; SHEFFER et al., 1972). Eine prolongierte Wirkung von intraoperativ gegebenen Muskelrelaxantien kann nach der Narkoseausleitung zur

Hyperkapnie und zur Hypoxie führen, wenn Raumluft geatmet wird. Gründe für eine verlängerte Wirkung können eine Hyperkapnie (PAYNE, 1958; BARAKA, 1964), eine Hypokaliämie (TAYLOR, 1963) oder eine Niereninsuffizienz (WASER u. LÜTHI, 1966) sein.

Die beschriebenen intraoperativen Veränderungen der Lungenfunktion, welche als Folge der verminderten funktionellen Residualkapazität aufzufassen sind, persistieren meist noch mehrere Stunden bis Tage nach der Operation. Der in dieser Zeit erhöhte intrapulmonale Shunt ist besonders deutlich nach Oberbaucheingriffen (BEECHER, 1933; ELLISON et al., 1966; DIAMENT u. PALMER, 1967; GEORG et al., 1967; KNUDSEN, 1970; SPENCE u. ALEXANDER, 1972; ALEXANDER et al., 1973).

Die dargestellten Zusammenhänge zeigen die vielfältigen pathophysiologischen Mechanismen, welche in den verschiedenen Phasen der Narkose eine Hypoxiegefährdung beinhalten. Da auch kurzfristige Hypoxien zu irreversiblen Schädigungen der parenchymatösen Organe, besonders des Gehirns (OPITZ u. SCHNEIDER, 1950; THEWS, 1960) führen können, andererseits die arterielle Sauerstoffspannung innerhalb weniger Minuten aus hyperoxischen Bereichen auf hypoxische Werte abfallen kann, ist eine kontinuierliche und zuverlässige Kontrolle dieser wichtigen Regelgröße erforderlich. Die klinischen Zeichen der Hypoxie in Narkose sind unzuverlässig: Tachykardie und Anstieg des arteriellen Blutdruckes können mehrere Ursachen haben. Die visuelle Erkennung einer Cyanose hängt von den Lichtverhältnissen, dem Hämoglobingehalt (Anämie, Polyzythämie), dem Hämiglobingehalt und dem Vorhandensein cutaner Pigmente ab. Cyanose ist daher ebenfalls kein charakteristisches Zeichen für Hypoxie (COMROE u. BOTELHO, 1947). Die zuverlässige Erkennung einer Hypoxie ist also nur mit Hilfe biophysikalischer Meßmethoden möglich. Die kontinuierliche Messung des arteriellen Sauerstoffdruckes konnte bislang nur mit Hilfe invasiver Methoden durchgeführt werden. Die polarographische Bestimmung des paO_2 wird mit modifizierten Clark'schen Sauerstoffelektroden vorgenommen (CLARK, 1956). Es wurden in vitro- und in vivo-Methoden für die kontinuierliche paO_2-Messung angegeben.

Bei der in vitro-Messung wird nach Punktion oder Kanülierung einer Arterie das heparinisierte arterielle Blut einer thermostatisierten pO_2-Eletrode (Durchflußelektrode) zur Messung zugeführt. Abhängig von der Strömungsgeschwindigkeit des Blutes in dem Meßsystem wird der arterielle pO_2 mehr oder weniger zeitlich versetzt angezeigt. Die Meßanordnung ist nur wenig störanfällig und läßt häufige Nacheichungen der pO_2-Elektrode zu (FABEL, 1968; KIMMICH et al., 1975).

Bei der in vivo-Messung werden miniaturisierte Elektroden als sogenannte Kanülen- oder Katheterelektroden in größere Arterien eingeführt (KREUZER et al., 1960; KOEFF et al., 1962; SCHULER u. KREUZER, 1967; KIMMICH u. KREUZER, 1969; LÜBBERS et al., 1969; SMITH et al., 1970; PARKER et al., 1971; HARRIS u. NUGENT, 1973). Neuere Elektroden arbeiten relativ zuverlässig, jedoch kann durch Fibrinauflagerungen bzw. Gefäßthrombosen die intravasale Sauerstoffmessung beeinträchtigt werden.

Über intravasal eingeführte Plastikkatheter mit einer endständigen, für Gase durchlässigen Membran kann eine kontinuierliche Analyse der Blutgase mit Hilfe der Massenspektrometrie durchgeführt werden (WOLDRING et al., 1966; WALD et al., 1970; BRANTIGAN et al., 1972). Vorteil dieser Methode ist, daß die meisten im Blut gelösten Gase (auch Narkosegase) simultan gemessen werden können. Schwierigkeiten bestehen seitens der in vivo-Eichung und der intravasalen Thrombenbildung.

Die kontinuierliche Messung der Sauerstoffsättigung des Hämoglobins ist oxymetrisch mittels intravasaler Lichtleiter möglich (KAPANY et al., 1967; JOHNSON et al., 1971, COLE et al., 1972). Die Methode wird hauptsächlich zur Messung der zentralvenösen intrakardialen Sauerstoffsättigung vorgenommen. Der arterielle pO_2 kann aus der jeweiligen Sauerstoffsättigung nach Korrektur der Temperatur- und pH-Abweichungen von den Normalwerten im Bereich unter 120 Torr bestimmt werden (SEVERINGHAUS, 1958; SEVERINGHAUS, 1960; GROTE, 1971; THEWS, 1971).

Die beschriebenen invasiven Methoden der in vitro- und in vivo-Bestimmungen des arteriellen pO_2 sind allerdings nicht so genau und zuverlässig, daß auf die konventionelle Blutgasanalyse verzichtet werden kann. Es ist jedoch nicht vertretbar, bei jedem operativen Eingriff die dafür notwendige Arterienkanülierung vorzunehmen.

Eine von HUCH und LÜBBERS (1973) angegebene Methode gestattet es erstmalig, den Verlauf des arteriellen Sauerstoffdruckes mit einer auf die Haut zu klebenden Elektrode polarographisch zu messen. Die Elektrode dient in Verbindung mit einem elektronischen Gerät zur lokalen thermischen Hyperämisierung der Hautcapillaren und zur Sauerstoffpartialdruckmessung mit Platinmikroelektroden. Ziel dieser Arbeit ist es, die Methode auf ihre Einsatzmöglichkeit in der klinisch anaesthesiologischen Routine zu prüfen sowie Möglichkeiten und Grenzen der transcutanen Sauerstoffmessung in der Anaesthesie zu beschreiben.

B. Methodik

I. Die transcutane Messung des Sauerstoffpartialdruckes ($tcpO_2$)

1. Grundlagen der $tcpO_2$-Messung

Die transcutane Sauerstoffmessung ist eine polarographische Meßmethode. Sie beruht darauf, daß physikalisch gelöste Sauerstoffmoleküle (HENRY, 1803) in elektrolytisch leitenden Medien an Edelmetallkathoden bei einem bestimmten Potential selektiv reduziert werden. Der hierbei fließende Meßstrom ist der Konzentration des im Medium gelösten Sauerstoffes proportional (DANNEEL, 1897/98).

DAVIES und BRINK (1942) benutzten erstmals eine kollodiumbezogene Platinelektrode zur Messung des Sauerstoffpartialdruckes im Blut und Gewebe. CLARK et al. (1953, 1956) verwendeten eine nur für Gase durchlässige Membran als Grenze zwischen Meßmedium und Kathode. Mit dieser Elektrode war es möglich, relativ stabile Sauerstoffmessungen in verschiedenen Medien durchzuführen. Durch die Entwicklung kleiner Meßkathoden und die bessere Anpassung von Art und Dicke der Membranen konnte eine anfänglich bestehende Konvektionsempfindlichkeit der Elektrode weitgehend beseitigt werden (STAUB, 1961; FATT, 1964). Die nach dem Clark'schen Prinzip arbeitenden Sauerstoffelektroden wurden im Hinblick auf Stabilität und Einstellzeit weiter verbessert und für verschiedene Anwendungen modifiziert (GLEICHMANN u. LÜBBERS, 1960; KUNZE et al., 1963; LÜBBERS et al., 1969).

Polarographische Messungen auf der menschlichen Haut zeigten, daß der Sauerstoffpartialdruck nur wenige Torr beträgt (MONTGOMERY u. HOROWITZ, 1950; EVANS u. NAYLOR, 1967) und auch durch Atmung von reinem Sauerstoff nicht beeinflußt wird (HUCH et al., 1972). BAUMBERGER und GOODFRIEND (1951) konnten nach einstündiger Erwärmung des Fingers in einem elektrolythaltigen Wasserbad von ca. 45° C arterielle Sauerstoffwerte in der Badflüssigkeit messen. ROOTH et al. (1957) bestätigten diese Befunde. HUCH et al. (1969) führten Messungen auf der mit Nicotinsäureamid hyperämisierten Haut durch. Sie konnten so eine semiquantitative Messung des arteriellen Sauerstoffpartialdruckes erreichen. Ebenso beschrieben KWAN und FATT (1971) eine semiquantitative Methode zur Messung des arteriellen Sauerstoffpartialdruckes auf der mechanisch hyperämisierten Conjunctiva. Die auf verschiedene Weise erzeugte Hyperämie war jedoch sowohl unvollständig als auch nur von kurzer Dauer.

HUCH und LÜBBERS (1973) sowie EBERHARD et al. (1973) entwickelten neue Methoden zur transcutanen Sauerstoffpartialdruckmessung. Beiden Methoden ist gemeinsam, daß die Sauerstoffpartialdruckmessung polarographisch erfolgt und eine zeitlich unbegrenzte, lokale Hyperämie der Hautmeßstelle durch elektrische Beheizung der Elektroden erreicht wird. Die Thermostatisierung der Hautelektroden wird bei der erstgenannten Methode auf 45° C geregelt. Unterschiede zwischen den beiden Methoden bestehen auch bezüglich der Art und Größe der Elektrodenkathoden sowie der Elektrodenbespannung. Bei der von EBERHARD et al. entwickelten Elektrode besteht die Meßkathode aus einer Goldscheibe von ca. 3 mm Durchmesser. Die Meßströme liegen im Mikro-Ampèrebereich und die Einstellzeit liegt bei ca. 60 s ($T_{95\%}$). Bei der von HUCH und LÜBBERS entwickelten Elektrode wird die Sauerstoffpartialdruckmessung mit Hilfe von 3 Platinmikrokathoden von je 15 µm Durchmesser durchgeführt; die Meßströme liegen infolge der kleinen Kathoden im Nano-Ampèrebereich und die Einstellzeit der Elektrode beträgt ca. 10 s ($T_{95\%}$). Da zwischen Meßstrom und dem Sauerstoffverbrauch bei polarographischen Messungen eine proportionale Beziehung besteht, ist der Eigenverbrauch der Elektrode bei der von EBERHARD et al. angegebenen Methode 10^3 mal höher als bei der von HUCH und LÜBBERS angegebenen Methode.

Zum Verständnis der Zusammenhänge, die bei der transcutanen Messung des arteriellen Sauerstoffpartialdruckes bestehen, soll eine schematische Darstellung dienen, welche eine geringfügige Modifikation eines von HUCH und LÜBBERS (1973) angegebenen Schemas ist (Abb. 1). Die Elektrode beheizt die darunterliegende Haut und bewirkt eine lokale Hyperämie der subepidermalen Capillaren. Der capillare Sauerstoffpartialdruck gleicht sich so nahezu an den arteriellen Sauerstoffpartialdruck an, so daß eine vermehrte Diffusion von Sauerstoffmolekülen transepidermal erfolgt. Die Sauerstoffmoleküle passieren die capillären Flüssigkeitsspalten zwischen Epidermisoberfläche und Elektrodenmembranen sowie die Membranen selbst und werden an der Oberfläche der Platinkathoden nach der in Abb. 1 angegebenen Summengleichung (KOLTHOFF u. LINGANE, 1952) reduziert. Der bei diesem elektrochemischen Prozeß fließende Strom ist dem an der Elektrodenoberfläche herrschenden Sauerstoffpartialdruck proportional.

Theoretisch hängt die Größe des Meßsignals bei der transcutanen Sauerstoffpartialdruckmessung von mehreren Faktoren (HUCH u. HUCH, 1975) ab. Die wichtigste Voraussetzung für die Messung arterieller Sauerstoffdrücke ist die Durchströmung der subepidermalen Blutgefäße mit arteriellem Blut. Fällt die Durchblutung in diesen Gefäßen unter eine bestimmte Grenze (z. B. durch Abfall des Perfusionsdruckes), so muß es zu einer gleichsinnigen Änderung des Sauerstoffpartialdruckes an den Capillarwänden kommen, da das epidermale sowie das subepidermale Gewebe ständig Sauerstoff verbrauchen. Die lokale Hyperthermie führt zu einer inhomogenen Erwärmung des anliegenden Gewebes (PERL, 1962; PRIEBE u. BETZ, 1969; MÜLLER-SCHAUENBURG u. BETZ, 1969), so daß in dem Bereich der subepidermalen Capillaren je nach lokaler Durchblutung eine Temperatur von 42° C - 43° C herrscht. Auch die lokale Bluttemperatur wird über den Wert der Körperkerntemperatur erhöht. Die Folge ist eine Rechtsverschiebung der Sauerstoffsättigungskurve

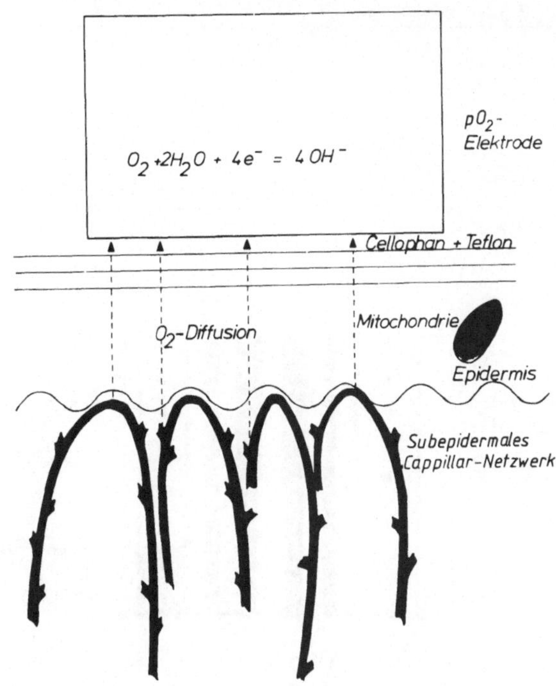

Abb. 1. Prinzip der transcutanen Sauerstoffmessung. Näheres siehe Text

des Hämoglobins und eine Abnahme des Bunsen'schen Löslichkeitskoeffizienten für Sauerstoff im Plasma. Der Sauerstoffverbrauch in dem erwärmten Gewebe müßte entsprechend der Temperaturerhöhung erhöht sein, der Diffusionskoeffizient für Sauerstoff in der Epidermis ebenso.

Die nichtdurchblutete Epidermis stellt für die Sauerstoffmessung eine zusätzliche Clark'sche Membran dar, deren Eigenschaften und Dicke in die Beziehung zwischen Meßsignal und Sauerstoffpartialdruck des Meßmediums eingehen (NIESEL u. THEWS, 1959; GRUNEWALD, 1970). Da die Epidermis von Hautstelle zu Hautstelle in ihrer Dicke variiert und auch individuelle Dickenunterschiede aufweist, werden bei gleichem arteriellen Sauerstoffpartialdruck und maximaler Hyperämie der subepidermalen Capillaren von Fall zu Fall unterschiedliche transcutane Sauerstoffpartialdrücke gemessen.

2. Methodik der $tcpO_2$-Messung

Die Meßanordnung für die $tcpO_2$-Messung besteht aus dem $tcpO_2$-Analysator, der $tcpO_2$-Elektrode und einem Eichgefäß.

Die $tcpO_2$-Elektrode (Abb. 2) besteht aus drei in Glas eingeschmolzenen Platindrähten von je 15 µm Durchmesser, einem Silberzylinder mit Heizwicklung, einem Thermistor zur Messung der Elektrodenkerntemperatur, einem mit Araldit ausgegossenen Plexi-

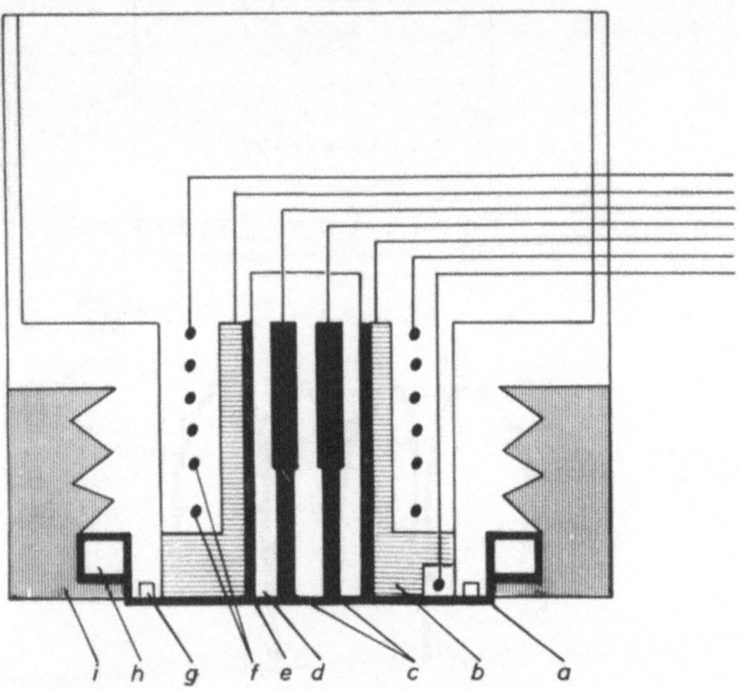

Abb. 2. Schematischer Längsschnitt durch die tcpO_2-Elektrode a) Teflon- und Cellophanmembran, b) Silberanode, c) Platinkathoden, d) Glas, e) Araldit, f) Heizwicklung, g) Elektrolytraum, h) Teflonspannring, i) Spannringhalter

glasgehäuse, einem nutenförmigen Elektrolytraum, einem Teflonring zur Befestigung der Membranen, sowie einer aufschraubbaren Plexiglasmutter. Die Plexiglasmutter dient zur Befestigung des Teflonringes und zum Aufkleben der Elektrode auf der Haut. Ein mehr-adriges, gut isoliertes Kabel verbindet die Elektrode mit dem Meßgerät. Die Stirnflächen der Platinmikrodrähte dienen der pO_2-Messung, die Stirnfläche des Silberzylinders dient zur Wärmeübertragung auf die Haut und als Bezugselektrode (Silber/Silberchlorid) für die polarographische Messung. Der elektrische Kontakt zwischen Platindrähten und Bezugselektrode wird über eine elektrolytgetränkte Cellophanmembran, 12 µm (Fa. Eschweiler, Kiel), hergestellt, welche ihrerseits von einer Teflonmembran, 12 µm (Fa. Eschweiler, Kiel), zur Haut hin abgedeckt ist. Die Elektrolytlösung ist eine kolloidale Agaroselösung, bestehend aus 300 ml 0,5%iger $NaHCO_3$, 10 ml gesättigter KCl-Lösung und 0,215 g Agarose. Mit Hilfe eines EKG-Kleberinges (Hellige, Best.-Nr. 217 123 01) wird die Elektrode auf einer haarfreien, mit einem Wassertropfen befeuchteten Hautstelle befestigt (Abb. 3). Der Wassertropfen sorgt für einen engen, gasblasenfreien Kontakt zwischen Epidermis und Teflonoberfläche der Elektrode. Der maximale Auflagedruck der Elektrode liegt unter 1 g/cm^2.

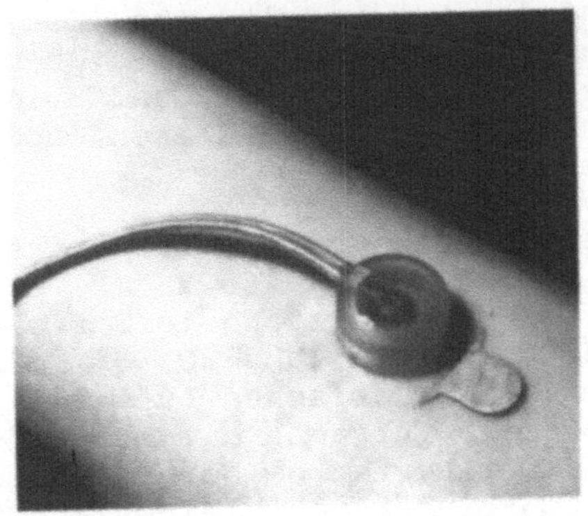

Abb. 3. Aufgesetzte $tcpO_2$*-Elektrode*

Der $tcpO_2$ - Analysator (Abb. 4) besteht aus drei gleichartigen Meßverstärkern für die pO_2-Messung, einer Meßbrücke für die Temperaturanzeige, sowie einem Regelkreis für die Konstanthaltung der Elektrodenkerntemperatur. Über entsprechende Meßverstärker stehen die genannten Größen einschließlich der Heizleistung als analoge Signale für die Aufzeichnung auf konventionelle Kompensationsschreiber an und können zur Orientierung auf eingebauten Anzeigegeräten abgelesen werden.

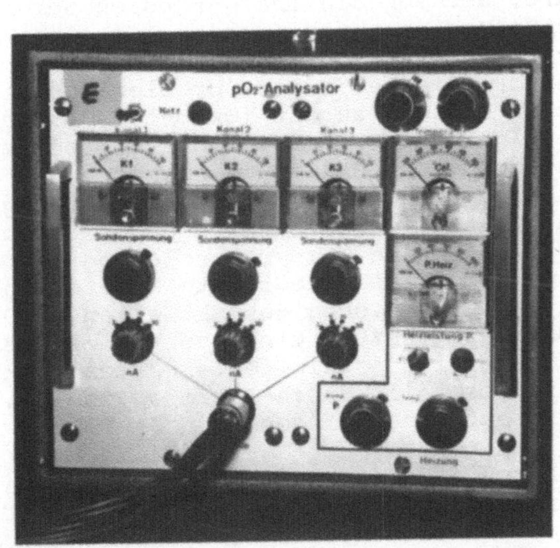

Abb. 4. Laborgerät zur $tcpO_2$*-Messung (*$tcpO_2$*-Analysator)*

Wird eine Elektrode erstmals in Verbindung mit dem $tcpO_2$-Gerät benutzt, so muß eine einmalige Eichung des Thermistors vorgenommen werden. Nach Abgleich der Meßbrücke wird der Regelpunkt des Heizregelkreises so eingestellt, daß die Elektrodenkerntemperatur auf 45° C geregelt wird. Die in vitro-Eichung der Elektrode wird in einem thermostatisierten Eichgefäß bei 44° C vorgenommen. Als Eichgase werden Luft und Stickstoff reinst wasserdampfgesättigt in einem wassergefüllten Innenzylinder über eine G-2 Fritte zugeführt.

Bei der Eichung mit Luft errechnet sich somit der pO_2-Eichwert wie folgt: (pB - 68,28) x 20,93% = Eich-pO_2, wobei pB der jeweilige Barometerstand in Torr, 68,28 die Wasserdampfsättigung bei 44° C in Torr, und 20,93% der Prozentgehalt an Sauerstoff in der atmosphärischen Luft ist. Bei der Eichung mit Stickstoff spielt naturgemäß die Frage der Wasserdampfsättigung keine Rolle. Der Reststrom bei Stickstoffeichung (pO_2 = 0) soll für die $tcpO_2$-Elektroden kleiner als 0,2 nA sein; der Meßstrom bei Lufteichung liegt bei ca. 1 bis 2 nA pro Meßdraht.

Die beschriebene in vitro-Eichung wird unmittelbar vor und nach jeder in vivo-Messung durchgeführt. Bei der Berechnung der $tcpO_2$-Werte wird von den Autoren eine lineare Interpolation zwischen den Eichwerten vorgeschlagen.

3. *Meßaufbau zur klinischen $tcpO_2$-Messung*

Die klinischen Untersuchungen wurden mit Hilfe eines hierfür speziell zusammengestellten Meßplatzes durchgeführt (s. u.). Hierbei entsprachen $tcpO_2$-Meßgerät und $tcpO_2$-Elektrode dem Standard, der von den Inauguratoren der Methode für die klinische Erprobung angeboten wurde. Aus einer Gemeinschaftsentwicklung der Drägerwerk AG und der Hellige GmbH ging eine Meßeinrichtung hervor, die heute eine problemlose klinische Anwendung der $tcpO_2$-Methode zuläßt (Oxymeter, Drägerwerk bzw. Oxymonitor, Hellige). Diese Meßeinrichtung besitzt eine übersichtliche Anordnung der Bedienungselemente und ist einfach in der Handhabung. Eine wesentliche Verbesserung wurde u. a. bezüglich der Stabilität, der Eichung und der Handhabung der $tcpO_2$-Elektrode erreicht. Eine Temperatureichung der Elektrode ist überflüssig geworden. Eine integrierte Monitoreinheit gestattet neben der digitalen Ablesung des aktuellen $tcpO_2$-Wertes eine Einstellung von Alarmgrenzen. Eine eventuelle Überschreitung der Elektrodentemperatur oder ein fehlerhafter Elektrodensitz auf der Haut wird ebenfalls durch Alarm angezeigt. Der Verlauf des $tcpO_2$ kann auf einem eingebauten Schreiber registriert werden.

Zur $tcpO_2$-Messung am Patienten wurden die hierfür notwendigen Geräte und Vorrichtungen zusammen mit anderen Meßgeräten auf einem fahrbaren, aus Lochschienen gebauten Gestell untergebracht. Für die $tcpO_2$-Messung wurde folgender Meßaufbau benutzt (Abb. 5): Die Stromversorgung des $tcpO_2$-Analysators wurde über eine Versorgungseinheit vorgenommen, welche aus einem Ladegerät (Bosch L 2410), einem Akkumulator (Marec, 110 Ah, 12 V) und einem Wechselrichter (Kaco, Bach u. Co., Type SK 105) bestand. Der $tcpO_2$-Analysator konnte somit unabhängig von dem Vorhandensein der Netzversorgung betrieben werden. Normalerweise speiste das Ladegerät auch während des Meßbetriebes Strom in den Gleichstromkreis ein, das heißt, es wurde ein Pufferbetrieb vorgenommen.

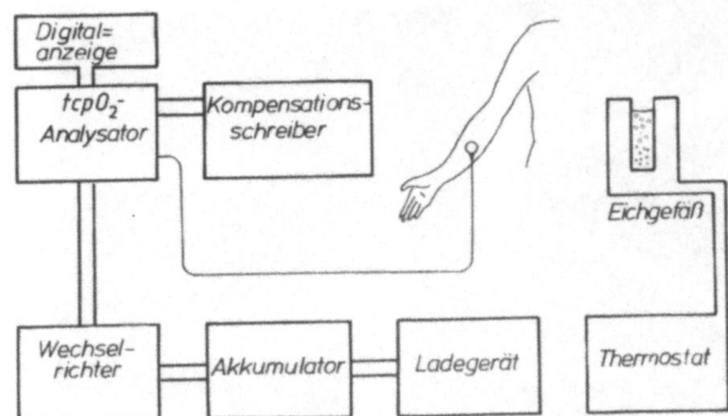

Abb. 5. Meßaufbau zur klinischen tcpO_2-Messung

Die Meßsignale aus dem tcpO_2-Analysator wurden zusammen mit anderen Meßsignalen auf einem sechs-Kanal-Kompensationsschreiber (Multi-Pen Recorder Type KA 61, Rikadenki) aufgezeichnet. Das analoge tcpO_2-Signal wurde zur besseren visuellen Kontrolle außerdem mit Hilfe einer hierfür gebauten Kompensations- und Spannungsteilervorrichtung so an ein Digitalvoltmeter (Analogic Panel Meter, Type AN 2533, Kontron) angepaßt, daß eine direkte Ablesung des jeweiligen tcpO_2-Wertes in Torr möglich war. Die Stromversorgung des Digitalvoltmeters war ebenfalls an den Wechselrichter angeschlossen.

Die Eichung der tcpO_2-Elektrode wurde in einem nach eigenen Angaben gebauten, thermostatisierten Glasgefäß (Herstellung durch Fa. Dinckelacker, Mainz, Abb. 6) vorgenommen. Die Thermostatisierung des Eichgefäßes erfolgte über einen Umwälzthermostaten (Ultra-Thermostat NB 5. Colora). Als Eichgase wurden alternativ Luft und Stickstoff reinst verwendet. Die Raumluft wurde über eine Aquariumpumpe (Zoobeko total, Type 300), der Stickstoff über eine 10 T Druckgasflasche (Fa. Linde) dem Eichgefäß zugeführt. Anfeuchtung und Erwärmung der Gase erfolgten innerhalb des Eichgefäßes. Die Temperatur des durchperlten Aqua destillata, in welches die Elektrode zur Eichung getaucht wurde, wurde über die Thermostatregelung mit einem Feinthermometer auf 44,0 $\pm$ 0,1° C eingestellt. Die Reproduzierbarkeit der in vitro tcpO_2-Eichung lag bei $\pm$ 1 Torr.

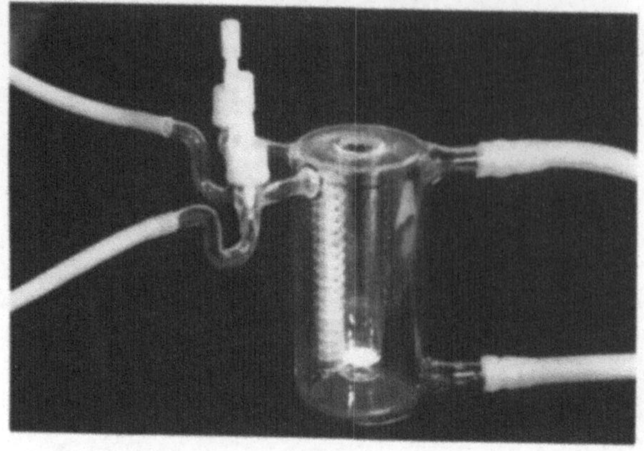

Abb. 6. Thermostatisiertes Tonometriergefäß zur tcpO_2-Eichung. Über die nach rechts abgehenden Schlauchverbindungen wird das Eichgefäß auf 44 Grad C thermostatisiert, über die linken Schlauchanschlüsse werden alternativ Luft oder Stickstoff reinst durch den mittleren, wassergefüllten Zylinder geleitet. Die tcpO_2-Elektrode wird zur Eichung durch die obere Öffnung in das Eichgefäß geführt

II. Arterielle Blutgase

1. Bestimmung aus arteriellen Blutproben

a) Abnahme in Plastikspritzen. Der überwiegende Teil der Blutgasbestimmungen wurde an arteriellen Blutproben durchgeführt, die durch Punktion der Arteria radialis gewonnen wurden. Die Blutentnahme erfolgte mit einer 12er Einmalkanüle in eine 2 ml Plastikspritze aus Polyäthylen (Fa. Braun, Melsungen) deren Totraum vor der Abnahme mit Heparin (Liquemin, Roche) blasenfrei gefüllt wurde. Die Dauer der Entnahme betrug 15 bis 30 s. Unmittelbar nach der luftblasenfreien Abnahme wurden die Blutproben bis zur Blutgasbestimmung in einem mit Eis/Wasser beschickten Dewargefäß aufbewahrt. Die Analyse erfolgte in der Regel innerhalb von 30 bis 60 min nach der Blutentnahme. Der Säure-Basenstatus wurde mit der Astrup-Methode (Mikro-Ausrüstung AME 1, Fa. Radiometer), die Bestimmung des pO_2 wurde mit dem Combianalysator (Fa. Eschweiler) durchgeführt. Der Einfluß der Lagerung auf den pO_2 der Blutprobe in der Plastikspritze wurde in einer kleinen Meßserie geprüft. Hierfür wurde heparinisiertes Vollblut mit unterschiedlichen Sauerstoffpartialdrücken tonometriert und sofort, sowie nach einstündiger Lagerung, im Dewar-Gefäß mit Eis/Wasser einer pO_2-Analyse unterworfen. In Übereinstimmung mit EVERS et al. (1972) wurde bei hohen Ausgangswerten ein pO_2-Abfall, bei niedrigen Ausgangswerten ein pO_2-Anstieg gefunden. Bei Ausgangswerten von 300 bis 600 Torr ergab sich nach einstündiger Lagerung eine pO_2-Abnahme von ca. 6,5%, bei einem Ausgangswert von weniger als 150 Torr ein Anstieg des pO_2 von ca. 3%. Wegen unterschiedlicher

Lagerungszeiten und der Vielzahl der Faktoren, welche eine Beeinflussung des pO_2 in einer gelagerten Blutprobe bewirken können, wurde keine Korrektur der Meßergebnisse vorgenommen. Abweichungen der Körpertemperatur von der Meßtemperatur wurden unter Verwendung der von THEWS (1972) angegebenen Nomogramme berücksichtigt.

b) Abnahme in Glascapillaren. Die Bestimmung der Blutgase aus Mikroblutproben in heparinisierten Glascapillaren ist mit einer Genauigkeit von ± 1 Torr möglich (THEWS, 1962). Zur Messung des paO_2 nach einer sprunghaften Änderung des inspiratorischen Sauerstoffdruckes wurde eine dünne Verweilkanüle in die Arteria radialis gelegt und das ausströmende Blut in heparinisierte Capillaren geleitet. Unmittelbar nach der Abnahme wurde der pO_2 in der Probe in dem Combi-Analysator (Fa. Eschweiler) bestimmt. Die Entnahmezeit für eine Meßprobe betrug ca. 1 bis 2 s.

2. *Kontinuierliche arterielle pO_2-Messung*

Bei klinischen Untersuchungen in Zusammenarbeit mit HEMPELMANN (Hannover) wurde der paO_2 mit einer Durchflußelektrode nach FABEL (1968) kontinuierlich gemessen. Über eine Verweilkanüle wurden kontinuierlich 30 bzw. 60 ml Blut pro Stunde durch die auf 37° C thermostatisierte Durchflußelektrode mit Hilfe einer Absaugpumpe gezogen. Die Latenz zwischen Änderung des arteriellen pO_2 und Änderung der pO_2-Anzeige betrug 10 bzw. 20 s. Das Meßsignal der $tcpO_2$-Elektrode wurde zusammen mit dem Signal der Durchflußelektrode auf einem Mehrkanal-Kompensationsschreiber registriert. Es wurde eine in vivo-Eichung der Durchflußelektrode mittels Blutgasanalysen während stationärer pO_2-Signale durchgeführt.

III. Blutdruckmessung

1. *Blutige Messung*

Bei Messungen in der Neurochirurgie (Mainz) und in der Herzchirurgie (Hannover) wurde der arterielle Blutdruck über eine in die Arteria radialis eingeführte Verweilkanüle gemessen. Die Druckwandlung erfolgte über ein Statham P 23 Db, die Messung wurde mit einer Trägerfrequenz-Meßbrücke (Elektromanometer MA, Hellige) durchgeführt. Zur Eichung des Meßsystems wurde ein Quecksilberthermometer benutzt. Der arterielle Mitteldruck wurde auf dem Kompensationsschreiber mitgezeichnet.

2. *Unblutige Messung*

Die unblutige Messung des Blutdruckes wurde nach Riva-Rocci in der Modifikation nach Korotkow durchgeführt. Um eine Überschätzung der Blutdruckwerte zu vermeiden, wurde auf ausreichende Manschettenbreite geachtet.

IV. Temperaturmessung

Die Messung der Körperkerntemperatur wurde mit einem Ellab-Präzisionsthermometer, Typ TE 3, und den zugehörigen Thermoelementfühlern, Typ R1 und R7, durchgeführt. Die Messung der Hauttemperatur erfolgte mit dem Tastomed PZ (Braun Electronic) in Verbindung mit dem Hautfühler HZ.

V. Inspiratorischer Sauerstoffpartialdruck

Während der Narkosebeatmung wurde der Sauerstoffpartialdruck über dem Einatmungsventil des Kreissystems mit dem Sauerstoffmeßgerät OA 202 R (Biomarine Industries, Vertrieb Drägerwerk) gemessen. Zur Registrierung dieser Meßgröße wurde nachträglich ein Spannungsabgriff an dem Kalibrierpotentiometer vorgenommen. Eine Eingangsempfindlichkeit von 10 mV am Kompensationsschreiber reichte für eine Spreizung des pO_2-Signals über die Schreiberbreite aus. Die pO_2-Messung des Gerätes wurde durch den Anschluß nicht beeinflußt, da die Eingangsimpedanz des Schreibers bei ca. 1 Megohm, die des Kalibrierpotentiometers je nach Einstellung zwischen 500 und 1000 Ohm liegt. Die Eichung des Sauerstoffmeßgerätes erfolgte mit Stickstoff reinst und Sauerstoff. Die Genauigkeit dieser nach dem Prinzip der Brennstoffzelle arbeitenden Gerätes liegt bei $\pm$ 2% des Vollausschlages, die Einstellzeit ($T_{90\%}$) liegt bei ca. $\overline{30}$ Sekunden.

VI. Atemminutenvolumen

Atemvolumen und Atemminutenvolumen wurde mit Hilfe eines Registriervolumeters für die Narkose (Drägerwerk) auf dem Kompensationsschreiber aufgezeichnet. Nach jeder Exspiration entsteht eine treppenförmige Auslenkung, bei einem Exspirationsvolumen von 5 l springt das Signal auf das Ausgangssignal zurück.

VII. Beatmungsdruck

Ein Differenzdruckwandler für Gase (Statham PM6TC) wurde an den Einatmungsschenkel des Narkosekreissystems angeschlossen. Die Druckmessung erfolgte mittels einer Trägerfrequenzbrücke (TF 19, Hellige). Die Eichung wurde mit einem Wassermanometer vorgenommen.

VIII. Auswertung

Die auf dem Kompensationsschreiber registrierten Meßgrößen wurden vor und nach jeder Untersuchung geeicht und eventuelle Abweichungen zwischen den Eichungen durch lineare Interpolation ausgeglichen. Die Kurvenauswertung erfolgte durch Ausmessen mit dem Lineal, tabellarische Auflistung dieser Werte und anschließende Umrechnung in die jeweiligen Meßgrößen. Für diese Berechnungen wurde ein druckender Laborrechner (HP 46) verwendet. Die statistischen Berechnungen wurden mit Hilfe der Programma 101 (Olivetti) und zugehöriger Originalprogramme durchgeführt.

C. Ergebnisse

I. Methodische Untersuchungen zur tcpO_2-Messung

1. Vorbereitung der tcpO_2-Elektrode

a) Reinigung. Platinelektroden können im Laufe ihres Gebrauchs an der polarographisch wirksamen Oberfläche der physikalisch reinen Platindrähte chemisch verschmutzen (z. B. Auflagerungen von Silber). Dies hat zur Folge, daß die Meßströme und Restströme ansteigen, die Driften sich vergrößern, und die Eichkurven der Elektroden ihre Linearität verlieren.

Es wurde festgestellt, daß nach mehrmaligem Polieren der Elektrode auf Leder (GLEICHMANN u. LÜBBERS, 1960) eine fortschreitende Aushöhlung der Platinoberfläche stattfindet. Dies führt zu einem Anstieg der Meßströme und zu einer erheblichen Zunahme der Driften. In der Folge wurden wesentlich bessere Ergebnisse bezüglich Stabilität der Elektrode erzielt, indem bei neuen Elektroden routinemäßig in Abständen von ca. einer Woche ein kurzzeitiges Polieren auf angefeuchtetem Lindenholz (LÜBBERS, unveröffentlicht) durchgeführt wurde. Vor der Bespannung der Elektrode mit den Membranen wurde diese kräftig mit destilliertem Wasser abgespritzt und anschließend an der Luft getrocknet.

b) Elektrolytlösung. Als Elektrolytbrücke zwischen den Platinkathoden und der Silber/Silberchloridanode wird eine elektrolytgetränkte Cellophanschicht verwendet. Von den Autoren der Methode wird hierfür eine gepufferte, ca. 0,2 m KCl-Lösung mit kolloidal gelöster Agarose angegeben (s. B. II.). Wegen des Herstellungsaufwandes, der relativ kurzen Haltbarkeit und der relativ großen Driften wurde geprüft, ob eine einfache 0,2 molare Kaliumchloridlösung (FABEL, 1968; SEVERINGHAUS et al., 1971; EBERHARD et al., 1973) günstigere Ergebnisse als die angegebene Lösung bringt. Es zeigte sich, daß bei Verwendung von 0,2 m KCl-Lösung und Aufbewahrung der Elektrode in der gleichen Lösung eine wesentlich bessere Langzeitstabilität erreicht wurde (s. auch C. I. 1. c).

c) Membranbespannung. Die Technik der Membranbespannung wurde gegenüber der von den Autoren angegebenen Beschreibung nur wenig modifiziert. Eine Verbesserung der Langzeitstabilität der Elektrode wurde durch Verwendung von mehrstündig in 0,2 m KCl-Lösung eingeweichter Cellophanfolie erzielt. Nach dem lockeren Auflegen der beiden Membranen wurde während des Überstreifens des Halteringes ein starker Druck auf die Stirnfläche der Elektrode ausgeübt, um einen möglichst engen Kontakt zwischen Membranen und

Elektrodenoberfläche zu gewährleisten. Von dem festen Sitz der Membranen hingen die Eichunterschiede zwischen der Ausgangseichung und der Eichung nach einer Hautmessung entscheidend ab. Bei ungenügend anliegenden Membranen konnte selbst nach kurzzeitigem Messen auf der Haut ein Unterschied bis zu 30% auftreten.

2. *Polarisationsdauer*

Nach dem Anschluß der $tcpO_2$-Elektrode bildet sich an der Platinoberfläche eine sogenannte Polarisationsschicht aus und die Chlorierung der Silberbezugselektrode vervollständigt sich. Diese Polarisationsphase ist durch einen zunächst erhöhten Meßstrom gekennzeichnet, der sich später asymptotisch an einen stationären Wert angleicht. Das Zeitintervall zwischen Anschließen der Elektrode und dem Erreichen stationärer Meßbedingungen war unterschiedlich groß. Wurde die Elektrode zuvor poliert, so waren hierfür ca. 80 min nötig. Ansonsten waren nur ca. 25 min für die Ausbildung der Polarisation notwendig.

3. *Temperaturabhängigkeit*

Zwischen der Elektrodenoberfläche und der Haut besteht während der $tcpO_2$-Messung ein variabler Temperaturgradient, da sich sowohl die Hauttemperatur als auch die Hautdurchblutung ständig ändern. Um abzuschätzen, welcher Fehler durch eine Veränderung der Meßtemperatur auftreten könnte, wurde die Abhängigkeit des Diffusionsgrenzstromes sowie des Reststromes von der Elektrodentemperatur in vitro geprüft. Die Temperatur eines thermostatisierten Eichgefäßes wurde zwischen 24 und 44° stufenweise um ca. 1° C verändert. Nach jeder Temperaturänderung wurde der Diffusionsgrenzstrom bei Lufteichung sowie der Reststrom bei Eichung mit Stickstoff reinst bestimmt. Die Ergebnisse zweier Meßserien sind in Abb. 7 dargestellt. Sowohl für den Diffusionsgrenzstrom als auch für den Reststrom ergaben sich lineare Beziehungen zur Eichtemperatur, wobei eine Temperaturerhöhung immer mit einer Erhöhung der Meßströme verbunden war. Der Diffusionsgrenzstrom stieg im Mittel um 1,88% pro $^{\circ}$C, der Reststrom um 0,08% pro $^{\circ}$C an, wenn der Diffusionsgrenzstrom bei 24° C als Bezugswert genommen wurde.

4. *Eindraht- und Mehrdrahtsignalableitung*

Die Platinmikrodrähte der $tcpO_2$-Elektrode sind an getrennte polarographische Meßkreise angeschlossen. Die Bezugselektrode ist für alle Meßkreise identisch. Bei den methodischen und klinischen Untersuchungen wurden anfangs alle Einzelsignale abgeleitet. Es stellte sich heraus, daß eine Übereinstimmung zweier Signale innerhalb der methodischen Fehlerbreite nur selten vorkam. Bei Änderungen des arteriellen Sauerstoffpartialdruckes kamen auch voneinander abweichende Signalverläufe vor, indem sich die Signalverläufe überschnitten oder die Signalabstände sich vergrößerten. Da ohne Kenntnis des jeweiligen arteriellen Sauer-

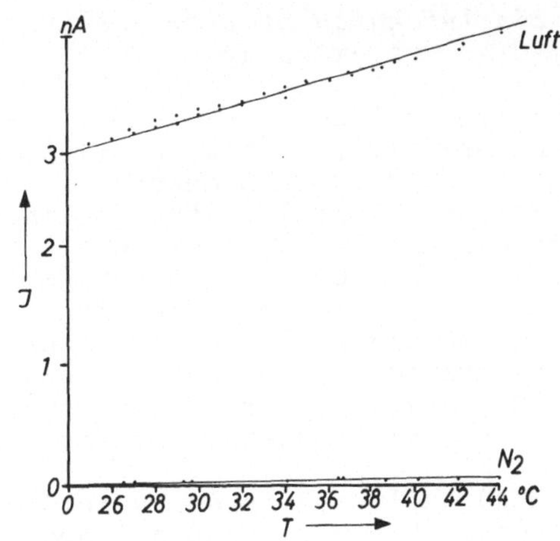

Abb. 7. Temperaturabhängigkeit des Diffusionsgrenzstromes (Luft) und des Reststromes (N_2) der $tcpO_2$-Elektrode

stoffpartialdruckes nicht entschieden werden konnte, welches der Signale dem arteriellen pO_2 am nächsten kam, erschien die Mittelung der Einzelsignale sinnvoll. Um die Meßströme aller Meßdrähte zu nutzen, wurde die Summe der Meßströme an einen Meßkreis angeschlossen. Diese Modifikation führte unter anderem zu einer besseren Stabilität der Eichung, da sich ein unterschiedliches Driftverhalten der Einzeldrähte ausmittelte.

5. *Stabilität der Eichung*

a) Drift. Die Drift des Diffusionsgrenzstromes und des Reststromes wurde an fünf verschiedenen $tcpO_2$-Elektroden geprüft. Die Polarisationsspannung betrug hierbei einheitlich 850 mV, die Platinkathoden jeder Elektrode wurden zusammen an einen polarographischen Meßkreis angeschlossen. Bei einer Eichtemperatur von 44° C betrug die mittlere Drift des Diffusionsgrenzstromes bei Lufteichung + 1,3 ± 0,8% pro h. Die Drift des Reststromes betrug im Mittel + 2,3 ± 3,0 Torr pro h. Die zeitliche Änderung des Reststromes wurde in Torr angegeben, da sie im wesentlichen additiv in die Berechnung des $tcpO_2$ aus dem Meßsignal eingeht.

b) Drift. Bei 151 Messungen variierte die ununterbrochene Meßdauer auf einer Hautstelle zwischen 9 und 365 min. Die mittlere Meßzeit auf einer Hautstelle betrug 83 ± 34 min. Der Diffusionsgrenzstrom bei Lufteichung veränderte sich hierbei um + 8,8 ± 5,4% pro h. Bei der Zuordnung von Größe der Drift und Meßdauer auf einer Hautstelle fiel auf, daß bei einem Zeitintervall von mehr als 30 min keine zeitabhängige Zunahme der Änderung des Diffusionsgrenzstromes zwischen zwei Eichungen zu bestehen schien. So errechnete sich z. B. bei einer Meßdauer von mehr als 2 h eine Drift von weniger als 5% pro Stunde. Da die Anzahl der Werte im Bereich großer Meßzeiten relativ klein war, wurde eine statistische Absicherung dieses Befundes nicht vorgenommen.

6. Einfluß halogenierter Kohlenwasserstoffe auf die $tcpO_2$-Messung

Für Halothan (2-Brom-2-Chlor-1-1-1-Trifluoräthan) und Enflurane (1-Chlor-1,1,2, Trifluoräthyl-Difluormethyläther) wurde der Einfluß auf die $tcpO_2$-Eichkurve in vitro geprüft. Die Messungen wurden bei Raumtemperatur in einem gut isolierten Eichgefäß durchgeführt. Als Träger- und Eichgase wurden Luft und Stickstoff reinst durch einen Verdampfer (Vapor, Drägerwerk) geleitet. Die mit halogenierten Kohlenwasserstoffen angereicherten Eichgase wurden alternierend zur Tonometrierung benutzt. Die Konzentrationen von Halothan und Enflurane wurden stufenweise von 0 bis 4% variiert, wobei stationäre $tcpO_2$-Signale vor jeder Konzentrationsänderung abgewartet wurden.

Während Enflurane in dem untersuchten Konzentrationsbereich keinen meßbaren Einfluß auf den Diffusionsgrenzstrom hatte, zeigte Halothan in Abhängigkeit von der Konzentration eine erhebliche Lageverschiebung der Eichgeraden (Abb. 8).

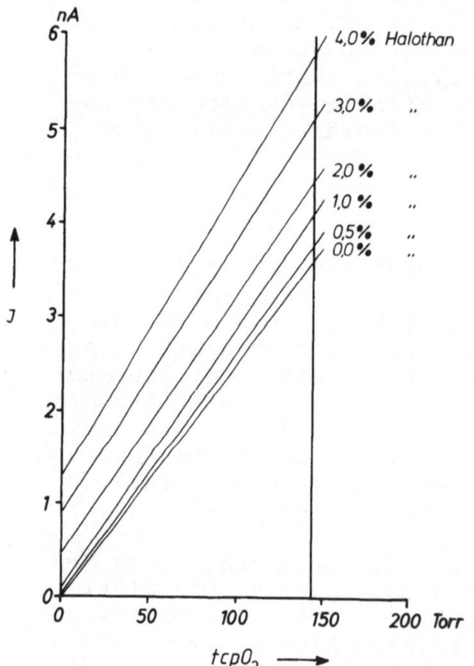

Abb. 8. Abhängigkeit der $tcpO_2$-Eichung von der Halothankonzentration. Die Geraden stellen die Verbindungslinien des Reststromes und des Diffusionsgrenzstromes bei einer bestimmten Halothankonzentration des Eichgases dar

Dies spiegelt sich auch in der Lage des Polarogrammes im Polarisationsspannungs-Meßstromdiagramm wider (Abb. 9). In Abb. 10 erkennt man, daß Halothan den Reststrom erhöhte, die Steilheit der $tcpO_2$-Eichgeraden jedoch kaum veränderte. Die Verschiebung der Eichgeraden unter Halothan war nach Tonometrierung mit halothanfreiem Eichgas völlig reversibel. Die Auswaschzeit betrug jedoch ca. 50 min.

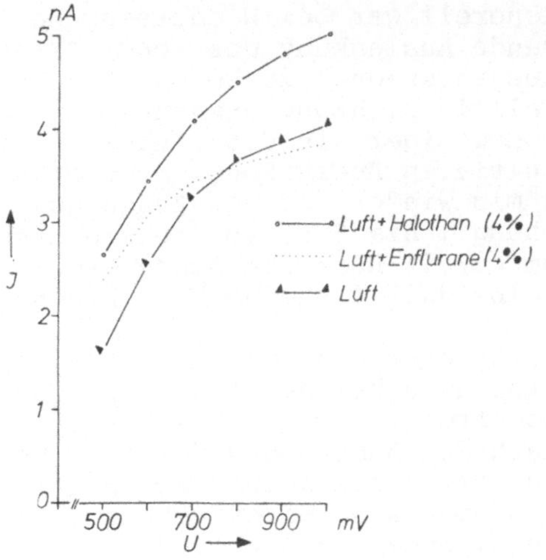

nA

Luft+Halothan (4%)

Luft+Enflurane (4%)

Luft

J

U

500 700 900 mV

Abb. 9. Polarogramme der $tcpO_2$-Elektrode bei der Tonometrierung mit Luft, Luft mit 4% Enflurane sowie Luft mit 4% Halothan. Man erkennt die deutliche Verschiebung des Polarogrammes bei Tonometrierung mit Luft-Halothan

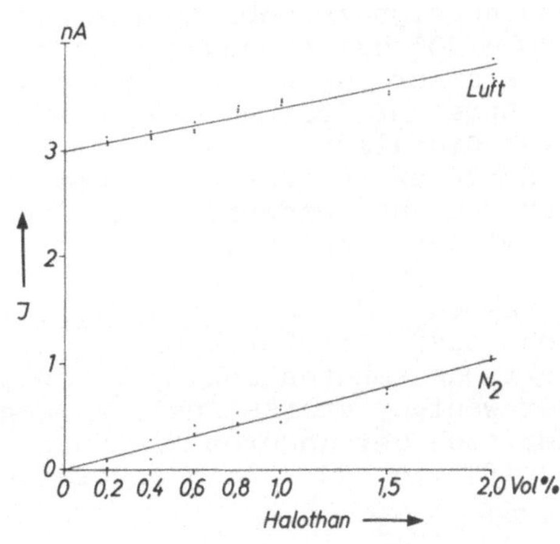

Abb. 10. Abhängigkeit des Diffusionsgrenzstromes und des Reststromes von der Halothankonzentration

7. Elektrische Störungen

a) Stromunterbrechung. Wird der $tcpO_2$-Analysator direkt an die Netzspannung angeschlossen, so kommt es bei Messungen im Operationsraum aus verschiedenen Gründen zu kurzen oder längerdauernden Unterbrechungen der Netzversorgung (z. B. Wechsel des Operationsraumes, Ausfall einer Sicherung, Umschaltungen auf Notstrombetrieb). Eine solche Unterbrechung bedeutet gleichzeitig, daß der polarographische Meßkreis unterbrochen wird. Untersuchungen zur Wirkung von Stromunterbrechungen auf das $tcpO_2$-Signal wurden bei 44° C und Lufteichung durchgeführt.

Generell war bei Wiedereinschaltung des Stromes eine überschießende Auslenkung des $tcpO_2$-Signals um 25 bis 30% gegenüber dem Ausgangssignal zu beobachten. Es folgte ein asymptotischer Abfall in Richtung Ausgangswert. Bei einer Unterbrechungsdauer von weniger als 0,5 s stellte sich das $tcpO_2$-Signal nach einer initialen Auslenkung entweder sofort oder spätestens nach 2 bis 3 min wieder auf den Ausgangswert ein. Betrug die Stromunterbrechung 1 bis 5 s, so stellte sich innerhalb von 5 bis 8 min ein um ca. 5% über dem Ausgangswert erhöhtes $tcpO_2$-Signal ein. Dasselbe galt für eine Unterbrechung im Minutenbereich.

b) Hochfrequenz-Chirurgie. Eine wesentliche Quelle elektrischer Störungen bei der $tcpO_2$-Messung im Operationsraum stellt die Hochfrequenz-Chirurgie dar. Die beobachteten Störungen waren nach der Anbringung der $tcpO_2$-Elektrode am Patienten deutlich zu erkennen und in ihrer Ausprägung recht unterschiedlich. Eine systematische Untersuchung über einen möglicherweise gegebenen Zusammenhang zwischen der geometrischen Beziehung der verschiedenen Elektroden untereinander und der Größe der Störung wurde nicht durchgeführt.

Die beobachteten Störungen des $tcpO_2$-Signals waren entweder hochfrequente, nadelförmige Schwingungen von ± 2 bis 3% des Ausgangssignals oder aber erheblich größerer Auslenkungen von ± 20 - 30% des Ausgangssignals. Nach kurzdauernden Störungen mit kleiner Signalauslenkung stellte sich das $tcpO_2$-Signal mit dem Ende der Störung wieder auf den Ausgangswert ein. Nach größeren Signalauslenkungen kam es, besonders wenn diese für einige Sekunden andauerten, immer zu einem Anstieg des $tcpO_2$-Signals über den Ausgangswert. Der Ausgangswert wurde nach einigen Minuten wieder erreicht.

c) Bewegung des Elektrodenkabels. Beim Hantieren mit der Elektrode oder beim Berühren des Elektrodenkabels bei aufgesetzter Elektrode konnten abhängig von der jeweiligen Elektrode mehr oder weniger starke Auslenkungen des Meßsignals nach der einen oder nach der anderen Richtung auftreten. Die Ausschläge waren nadelförmig und völlig reversibel.

8. Hautmeßstelle und $tcpO_2$

a) Hyperämisierung. Wurde die $tcpO_2$-Elektrode bei einer spontanatmenden Versuchsperson in Ruhe auf einem eng umschriebenen Hautareal mehrfach hintereinander aufgesetzt, so variierten die $tcpO_2$-Werte im steady state um 20 bis 25 Torr. Es wurde daher untersucht, ob es während der Ausbildung der Hyperämisierung im Signalverlauf Kriterien für Hautstellen mit niedrigen oder hohen stationären $tcpO_2$-Werten gibt. Für diese Fragestellung wurde das $tcpO_2$-Signal sowie das Signal der Elektrodenheizleistung während der Hyperämisierung registriert und der nach 10 min erreichte $tcpO_2$-Wert als Maß für die Größe des an der jeweiligen Hautstelle erreichbaren $tcpO_2$-Wertes genommen.

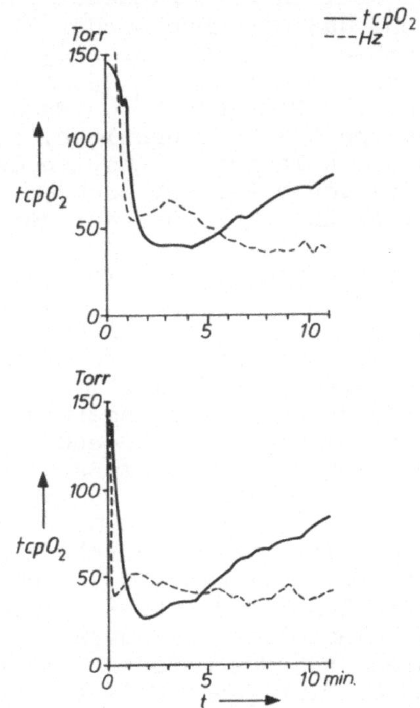

Abb. 11. Verlauf des tcpO_2 und der Heizleistung (Hz) während der Hyperämisierungsphase. Näheres siehe Text

In Abb. 11 sind zwei der insgesamt zehn Meßkurven dieser Meßserie wiedergegeben. Unmittelbar nach dem Aufsetzen der geheizten Elektrode fiel der tcpO_2 zunächst steil ab, erreichte nach 1 - 5 min ein unterschiedlich hohes Minimum und stieg dann allmählich zu einem stationären Wert an. Die Heizleistung zeigte einen anderen Verlauf. Nach einem initialen steilen Anstieg mit ebenso steilem Abfall folgte in der Regel ein Minimum, welches von einem zweiten, sehr flachen Maximum gefolgt war. Anschließend folgte ein allmählicher, wellenförmiger Abfall des Signales zu einem stationären Wert hin. Das zweite Maximum fehlte bei drei Meßkurven. Es wurde geprüft, ob zwischen dem tcpO_2-Minimum, dem Zeitpunkt des tcpO_2-Minimums, den entsprechenden Werten für das Minimum der Heizleistung, der Größe und dem Zeitpunkt des zweiten Maximums, sowie des steady state-Wertes der Heizleistung einerseits und dem nach 10 min erreichten tcpO_2-Wert andererseits Beziehungen bestanden. Zu keiner der geprüften Größen konnte eine Korrelation gefunden werden. Bei dieser Untersuchung lag nach 10 min der Mittelwert bei 74,1 $\pm$ 9,2 Torr, der niedrigste tcpO_2-Wert war 56 Torr, der höchste 86 Torr.

<u>b) Hauttemperatur.</u> Um zu prüfen, ob die Hauttemperatur einen Einfluß auf das tcpO_2-Signal hat, wurde die Hand einer spontanatmenden, sitzenden Versuchsperson abwechselnd in Wasserbäder von 7 - 10° C sowie von 41 - 43° C getaucht. Die tcpO_2-Elektrode war auf der Innenseite des Unterarmes befestigt. Ein Hautmeßfühler befand sich unmittelbar neben der tcpO_2-Elektrode. Hauttemperatur und tcpO_2 wurden auf einem Kompensationsschreiber aufgezeichnet.

Aus drei an verschiedenen Tagen durchgeführten Meßserien ergab sich, daß mit abnehmender Hauttemperatur auch eine geringfügige Abnahme des $tcpO_2$ verbunden war. Der geprüfte Hauttemperaturbereich lag bei 30,1 - 36,0° C. Im Mittel betrug die $tcpO_2$-Änderung 1,2 Torr pro 1° C. Wurde die Hand für 3 min in ein Wasserbad von 3 - 5° C gehalten, so begann ca. 1 min nach dem Eintauchen ein langsamer Anstieg des $tcpO_2$ bis zu einem mittleren Maximum von 9,9 Torr. Nach ca. 5 min fiel der $tcpO_2$ trotz weiterer Abkühlung wieder auf den Ausgangswert ab.

c) Lageabhängigkeit. In drei Meßserien wurde geprüft, ob eine Beziehung zwischen der Lage der Hautmeßstelle zur Vorhofhöhe und dem $tcpO_2$-Signal besteht. Bei einer sitzenden, spontanatmenden Versuchsperson wurde die $tcpO_2$-Elektrode auf der Innenseite des Unterarmes fixiert. Nach Erreichen einer stationären Anzeige wurde durch Lageveränderung des Armes (senkrecht nach oben, horizontal und herabhängend) abwechselnd eine reproduzierbare Lagebeziehung der Hautmeßstelle zur Vorhofebene vorgenommen (+ 40 cm, + 10 cm, - 25 cm). Vor jedem weiteren Lagewechsel wurde eine stationäre $tcpO_2$-Anzeige abgewartet. Für jede Meßserie wurde eine andere Hautmeßstelle gewählt, die jedoch im Bereich von ca. 2 cm^2 eines zuvor eingezeichneten Areals lag. Die arteriellen Blutdruckwerte lagen systolisch zwischen 115 - 125 mm Hg, diastolisch zwischen 65 - 75 mmHg. Die $tcpO_2$-Ausgangswerte waren in jeder Meßserie unterschiedlich und lagen zwischen 58 und 83 Torr. Jede Meßserie bestand aus vier Lagewechselcyclen (zwölf Lagewechsel).

Nach jeder Lageänderung stellten sich nach ca. 2 min wieder stationäre $tcpO_2$-Werte ein. Bei herabhängendem Arm wurden die höchsten (77,9 $\pm$ 8,4 Torr), bei horizontalem Arm etwas niedrigere (74,1 $\pm$ 9,5 Torr) und bei erhobenem Arm die niedrigsten (64,0 $\pm$ 8,1 Torr) $tcpO_2$-Werte gemessen. Der Unterschied zwischen den $tcpO_2$-Werten zwischen horizontaler und hängender Armlage (3,8 Torr) war nicht signifikant. Die Unterschiede zwischen horizontalem und erhobenem Arm (10,1 Torr) sowie zwischen herabhängendem und erhobenem Arm (13,9 Torr) waren mit $p < 0{,}01$ bzw. $p < 0{,}005$ signifikant (Student-t-Test).

II. Klinische Messungen mit der $tcpO_2$-Methode

1. Intravenöse Narkose

a) Ketamine. Bei 44 Kindern zwischen 2 und 12 Jahren (Risikogruppen ASA I und II), die zur Herniotomie, Orchidopexie oder Circumcision vorgesehen waren, wurde eine Narkoseeinleitung mit dem Phencyclidinderivat Ketamine unter Spontanatmung von Raumluft vorgenommen. Zur Prämedikation erhielt eine Gruppe von 16 Kindern Pentobarbital (3 mg/kg KG) und Atropin (0,01 mg/kg KG), eine andere Gruppe von 23 Kindern Dehydrobenzperidol (0,1 mg/kg KG) und Atropin (0,01 mg/kg KG) ca. 30 min vor der Narkoseeinleitung intramuskulär. Eine dritte Gruppe von fünf Kindern, welche aus technischen Gründen nicht mehr auf der Station prämediziert werden konnten, erhielt DHB und Atropin in der oben angegebenen Dosierung ca. 5 min vor der Ketamingabe. Ketamine wurde jeweils während einer min in einer Dosierung von 2 mg/kg KG über ein Perfusionsbesteck injiziert. Gemessen wurden der $tcpO_2$ auf einer infraclaviculär gelegenen Hautstelle, die Heizleistung der $tcpO_2$-Elektrode, der arterielle Blutdruck, die Pulsfrequenz, die Atemfrequenz und die Blutgase ca. 10 min nach der Ketamininjektion.

Tabelle 1. Veränderungen von Blutdruck (P) und Herzfrequenz (f) durch Ketamine (K) nach Prämedikation mit Pentobarbital und Dehydrobenzperidol (DHB). Angegeben sind die Mittelwerte und die Standardabweichungen der Einzelwerte

	P_{syst} vor K	P_{syst} nach K	P_{diast} vor K	P_{diast} nach K	f vor K	f nach K
Pentobarbital (n = 16)	113 ± 6	131 ± 25	68 ± 8	80 ± 22	120 ± 26	136 ± 21
DHB (n = 23)	113 ± 13	125 ± 15	68 ± 12	76 ± 14	119 ± 19	123 ± 21

Tabelle 1 zeigt das Verhalten der gemessenen Kreislaufgrößen in den beiden erstgenannten Gruppen. Nach Ketamingabe war in beiden Gruppen ein signifikanter Anstieg der systolischen und der diastolischen Blutdruckwerte zu beobachten ($p < 0{,}01$ bzw. $p < 0{,}05$). Der Anstieg der Pulsfrequenz war nur in der mit Pentobarbital prämedizierten Gruppe signifikant ($p < 0{,}05$). Der $tcpO_2$-Verlauf nach Ketamine war dadurch gekennzeichnet, daß mit Ende der Ketamininjektion in der Regel ein geringer Abfall stattfand, der sein Maximum ca. 2 Minuten nach Ende der Ketamingabe erreichte. Es erfolgte ein allmählicher Wiederanstieg in den Bereich der Ausgangswerte. Die ca. 10 min nach der Ketamingabe bestimmten arteriellen Blutgaswerte waren in beiden Gruppen im Normbereich. In Tabelle 2 sind diese Ergebnisse zusammengestellt.

Tabelle 2. Veränderungen des $tcpO_2$ und der Blutgase (paO_2, $paCO_2$) durch Ketamine (K) nach Prämedikation mit Pentobarbital und Dehydrobenzperidol (DHB) bzw. nach intravenöser Gabe von DHB. Angegeben sind die Mittelwerte und die Standardabweichungen der Einzelwerte

	$tcpO_2$ vor K	$tcpO_2$ 2' nach K	paO_2 10' nach K	$tcpO_2$ 10' nach K	$paCO_2$ 10' nach K
Pentobarbital (n = 16)	85,4±10,4	79,1±12,3	99,0±6,9	88,3±11,1	37,9±2,8
DHB (n = 23)	82,6±10,8	78,4± 8,5	91,9±8,2	82,8± 8,5	39,7±3,6
DHB iv (n = 5)	84,6± 9,8	65,9± 4,0		Δ $tcpO_2$ 18,7 $p < 0{,}05$	

Während die $tcpO_2$-Ausgangswerte und die Werte des $tcpO_2$-Minimums 2 min nach der Ketamingabe in beiden Gruppen praktisch gleich waren, lagen sowohl die transcutanen als auch die arteriellen pO_2-Werte 10 min nach der Ketamingabe bei der mit Pentobarbital prämedizierten Gruppe höher als in der mit DHB prämedizierten. Umgekehrt verhielten sich die $paCO_2$-Werte der beiden Gruppen. Die Unterschiede waren jedoch nicht signifikant. Bei der mit DHB intravenös prämedizierten Gruppe fiel auf, daß der $tcpO_2$-Abfall nach Ketamine wesentlich ausgeprägter war als in den beiden anderen Gruppen (Tabelle 2 unten). Der $tcpO_2$ fiel in dieser Gruppe im Mittel um 18,9 Torr statistisch signifikant ab ($p < 0,05$). Die Ausgangswerte des $tcpO_2$ waren mit denen der beiden ersten Gruppen praktisch identisch.

Bei einem 5 Monate alten Säugling wurde zur Durchführung einer Herniotomie zunächst eine Ketamine-Mononarkose angewendet. Da bei Operationsbeginn Bewegungen des Säuglings den Fortgang der Operation störten, wurden insgesamt drei mal repetitive Gaben von Ketamine (2 mg/kg KG) in Abständen von 2 min i.v. gegeben. Nach der letzten Ketamingabe kam es zum zentralen Atemstillstand. Nach sofortiger Sauerstoffbeatmung über die Maske und nachfolgender Intubation wurde die Herniotomie in einer Halothannarkose zu Ende geführt. Nach unauffälligem Operationsfortgang trat während der Narkoseausleitung beim noch intubierten Säugling ein ausgeprägter Bronchospasmus auf. Ein Ausschnitt des zufällig mitregistrierten $tcpO_2$-Verlaufes ist in Abb. 12 wiedergegeben. Die Extubation wurde erst bei einem ausreichend hohen $tcpO_2$ vorgenommen.

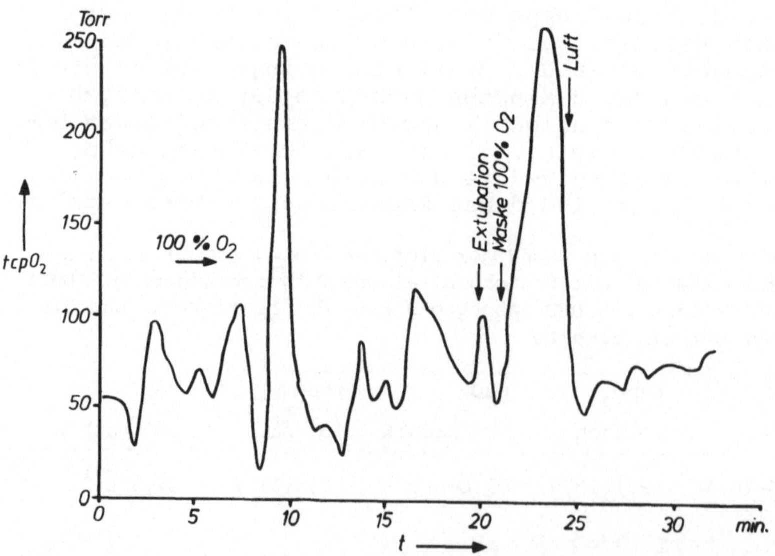

Abb. 12. Verlauf des $tcpO_2$ während eines Bronchospasmus bei der Narkoseausleitung eines Säuglings

b) Etomidate und Fentanyl. Bei zehn herzchirurgischen Patienten im Alter von 15 bis 61 Jahren, bei denen ein Mitralklappenersatz, ein Aortenklappenersatz oder ein aortocoronarer Venen-Bypass durchgeführt werden sollte, wurde die Narkoseeinleitung mit dem Hypnotikum Etomidate (Janssen), Äthyl-1-(a-methyl-benyl)-imidazol-5-carboxylat, in Kombination mit dem Analgetikum Fentanyl unter Spontanatmung von Raumluft durchgeführt. Gemessen wurden systolischer und diastolischer Blutdruck, arterieller Mitteldruck, Herzfrequenz, arterieller pO_2 (kontinuierlich) sowie $tcpO_2$.

In Abb. 13 sind die Ergebnisse dieser Untersuchung dargestellt. In Abständen von einer Minute wurde eine Mittelung der Meßwerte vorgenommen. Das Verhalten von Blutdruck und Herzfrequenz war unauffällig. Um die in vivo-Ansprechzeit der pO_2-Durchflußelektrode zu prüfen, führte der Patient auf Aufforderung einen tiefen Atemzug vor der Gabe von Etomidate und Fentanyl durch. Während der Narkoseeinleitung fielen sowohl der $tcpO_2$ als auch der paO_2 zunächst kontinuierlich ab. Nach 5 - 6 min erreichten beide Werte ein Minimum. Der paO_2 lag bei 52,0 ± 12,7 Torr, der $tcpO_2$ bei 44,4 ± 15,3 Torr.

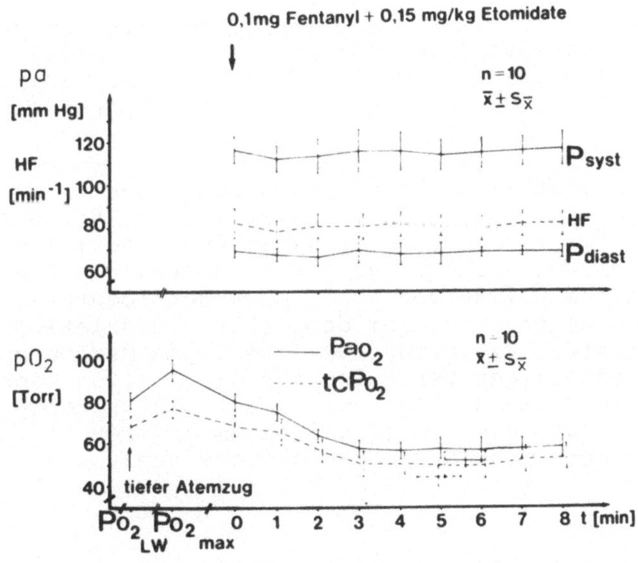

Abb. 13. Narkoseeinleitung mit Etomidate und Fentanyl. Verlauf von $tcpO_2$, arteriellem pO_2 (paO_2), systolischem (P_{syst}) und diastolischem (P_{diast}), Blutdruck (Pa) und Herzfrequenz (HF). In Abständen von 1 min sind die Mittelwerte und Standardfehler der Einzelwerte von insgesamt zehn Patienten wiedergegeben.

Abb. 14 zeigt den Verlauf des arteriellen peripheren Mitteldruckes, des $tcpO_2$ und des paO_2 eines Patienten dieser Untersuchungsreihe. Um eine bessere Vergleichbarkeit von $tcpO_2$ und paO_2 bezüglich der zeitlichen Änderungen zu erreichen, wurden

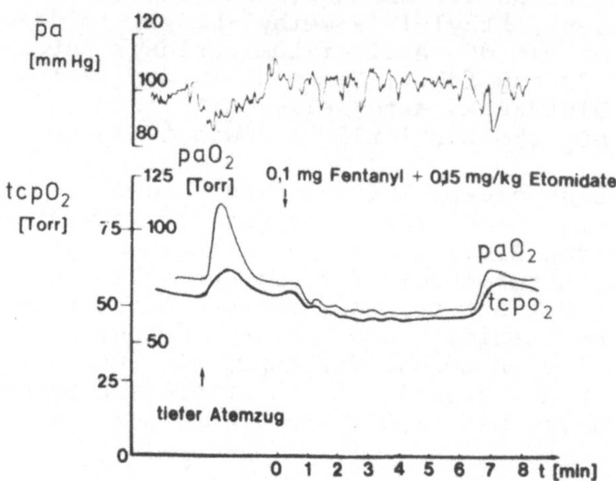

Abb. 14. Verlauf von $tcpO_2$, arteriellem pO_2 (paO_2) und mittlerem arteriellen Blutdruck (Pa) während der Narkoseeinleitung mit Etomidate und Fentanyl bei einem 53-jährigen Patienten. Man erkennt den gleichsinnigen Verlauf von $tcpO_2$ und paO_2

unterschiedliche pO_2-Maßstäbe gewählt. Man erkennt, daß beide pO_2-Verläufe nahezu parallel sind. Bei diesem Patienten fiel auf, daß die Veränderungen des arteriellen Mitteldruckes denen der pO_2-Verläufe ebenfalls ähneln. In Abb. 15 ist eine Regressionsanalyse von $tcpO_2/paO_2$-Wertepaaren eines anderen Patienten wiedergegeben, bei dem größere Undulationen dieser Verläufe auftraten. Es wurden die jeweiligen Maxima und Minima dieses wellenförmigen Verlaufes für die Analyse benutzt. Es ergab sich die Geradengleichung: $paO_2 = 0{,}83 \times tcpO_2 + 29{,}1$ mit $r = 0{,}88$, $n = 25$, $p < 0{,}001$. Bei einem anderen Patienten dieser Untersuchungsreihe ergab die gleiche Analyse die Beziehung: $paO_2 = 0{,}82 \times tcpO_2 + 16{,}8$, mit $r = 0{,}90$, $n = 25$, $p < 0{,}001$.

2. *Einleitung zur Inhalationsnarkose*

Bei 20 weiblichen Patienten zwischen 19 und 61 Jahren (Risikogruppen ASA I und II), die zur Strumektomie vorgesehen waren, wurde der $tcpO_2$ während der Einleitung zu einer Halothannarkose (zehn Patienten) oder zu einer Neuroleptanaesthesie (zehn Patienten) gemessen. In Tabelle 3 sind die Mittelwerte von Alter, Körpergewicht, Körpergröße und Hämoglobingehalt für jede Gruppe angegeben. Die Prämedikation erfolgte ca. 30 min vor Narkosebeginn für die Patienten der Halothangruppe mit Atosil (1 mg/kg KG), Dolanton (1 mg/kg KG) und Atropin (0,5 mg), für die Patienten der NLA-Gruppe mit Thalamonal (1 - 2 ml) und Atropin (0,5 mg). Folgende Größen wurden gemessen: $tcpO_2$ auf einer infraclaviculär gelegenen Hautstelle, arterielle Blutgase ca. 5 min nach der

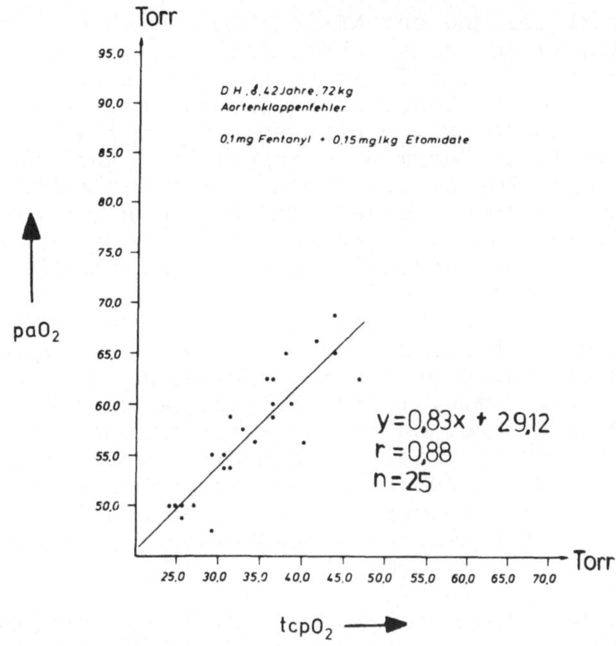

Abb. 15. Korrelation zwischen $tcpO_2$ und paO_2. Die Wertpaare sind die Maxima und Minima eines undulierenden $tcpO_2$- und paO_2-Verlaufes während der Narkoseeinleitung mit Etomidate und Fentanyl bei einem 42-jährigen Patienten

Tabelle 3. Mittelwerte und Standardabweichungen der Einzelwerte von Alter, Gewicht, Körpergröße und Hämoglobingehalt bei den Patienten der NLA- und der Halothangruppe

	Alter (a)	Gewicht (kg)	Größe (cm)	Hb (g%)
NLA (n = 10)	37,2 ± 12,7	62,3 ± 8,7	163,4 ± 6,5	14,5 ± 1,4
Halothan (n = 10)	37,7 ± 9,9	66,8 ± 6,1	167,1 ± 5,2	14,1 ± 1,2

Intubation, inspiratorischer Sauerstoffdruck, Atemminutenvolumen, Beatmungsdruck und Herzfrequenz. Die Einleitung zur Halothannarkose wurde folgendermaßen durchgeführt: Nach Gabe von Diallylnor-Toxiferin (2 mg) i. v. wurde im halbgeschlossenen Kreissystem ein Narkosegemisch von Sauerstoff und Lachgas (3 : 6) über die Maske angeboten. Thiopental (4,5 mg/kg KG) wurde ca. 3 min später i. v. gegeben. Es folgte assistierte Beatmung, Gabe von Suxamethonium (1 mg/kg KG) i. v. zur Relaxation sowie die endotracheale Intubation. Danach wurde mit Sauerstoff-Lachgas (2 : 4) mit Halothanzugabe von 1 Vol% kontrolliert manuell beatmet. Im Mittel lagen ca. 4 min zwischen Beginn der Maskenatmung und der Intubation.

Die Einleitung zur NLA erfolgte nach Gabe von Diallyl-nor-Toxiferin (2 mg) i. v. ebenfalls mit Maskenatmung von Lachgas und Sauerstoff (3 : 6) im halbgeschlossenen Kreissystem. Es folgte die Gabe von Dehydrobenzperidol (0,2 mg/kg KG) i. v.. Etwa 2 - 3 min später wurde Fentanyl (0,2 mg) i. v. gegeben und eine assistierte Beatmung durchgeführt. Nach Gabe von Suxamethonium (1 mg/kg KG) erfolgte dann 7 - 8 min nach Beginn der Maskenatmung die endotracheale Intubation sowie die kontrollierte manuelle Beatmung mit Sauerstoff und Lachgas (2 : 4). Die Apnoezeit während der Intubation betrug in beiden Gruppen 45 - 55 s.

Der $tcpO_2$-Verlauf war in beiden Gruppen sehr ähnlich und dadurch gekennzeichnet, daß ca. 30 s nach dem Beginn der Maskenatmung ein allmählicher Anstieg stattfand, der in der Halothangruppe nach ca. 3 min, in der NLA-Gruppe nach 4 - 5 min ein $tcpO_2$-Maximum erreichte. Unter assistierter Beatmung fiel der $tcpO_2$ in beiden Gruppen leicht ab und war kurz nach der Intubation signifikant gegenüber dem vorangehenden Maximum erniedrigt. Die $tcpO_2$-Werte beider Gruppen untereinander waren zu jedem der beschriebenen Zeitpunkte praktisch gleich (Tabelle 4).

Tabelle 4. Änderungen des $tcpO_2$ während der Narkoseeinleitung zur NLA und Halothannarkose. In der rechten Spalte sind die $tcpO_2$-Differenzen zwischen dem maximal erreichten und dem unmittelbar nach Intubation gemessenen $tcpO_2$ angegeben. Die übrigen Zahlenangaben sind die Mittelwerte und Standardabweichungen der Einzelwerte

	$tcpO_2$ initial (Torr)	$tcpO_2$ maximal (Torr)	$tcpO_2$ Intubat. (Torr)	$\Delta tcpO_2$ (Torr)
NLA (n = 10)	71,5 ± 8,7	136,1 ± 18,8	106,0 ± 27,5	30,1 ($p<0,01$)
Halothan (n = 10)	72,7 ± 8,2	126,3 ± 19,8	107,5 ± 18,1	18,8 ($p<0,01$)

In Tabelle 5 sind für beide Gruppen die respiratorischen Größen, der $tcpO_2$ und die Blutgase zum Zeitpunkt der arteriellen Blutgasanalyse angegeben. Der inspiratorische Sauerstoffpartialdruck, der $tcpO_2$ und der paO_2 unterschieden sich in beiden Gruppen praktisch nicht. Das Atemminutenvolumen war jedoch in der NLA-Gruppe deutlich gegenüber der Halothangruppe erniedrigt. Dies entsprach einem signifikant erhöhten $paCO_2$ in der NLA-Gruppe. Der Beatmungsdruck und die Beatmungsfrequenz waren in beiden Gruppen praktisch gleich. Während der assistierten Beatmungsphase kam es bei der Einleitung zur NLA manchmal zu einem kontinuierlichen Abfall des $tcpO_2$ auch bis in den hypoxischen Bereich. In Abb. 16 ist ein solcher Verlauf bei einem nicht zu dieser Untersuchung gehörigen Patienten wiedergegeben. Nach Relaxation, Intubation und Sauerstoffbeatmung stieg der $tcpO_2$ wieder in den normoxischen Bereich an.

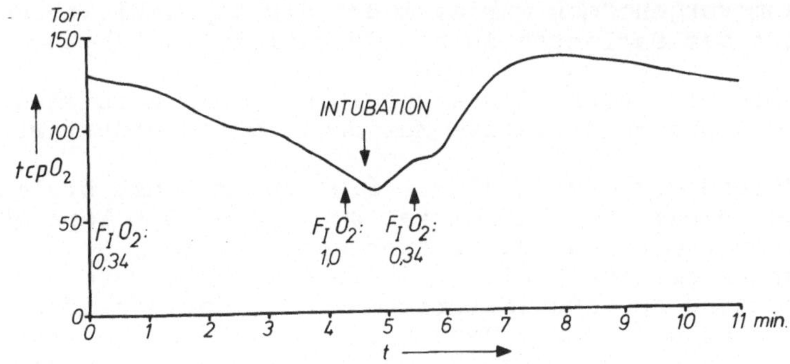

Abb. 16. Kontinuierlicher Abfall des tcpO_2 während assistierter Beatmung bei der Narkoseeinleitung zur Neuroleptanaesthesie. Ein Anstieg des tcpO_2 erfolgte erst nach Relaxation und kontrollierter Beatmung über den Tubus. Näheres siehe Text

Tabelle 5. Inspiratorischer Sauerstoffdruck (pIO_2), Atemminutenvolumen ($\dot{V}$), inspiratorischer Beatmungsdruck (pI_T), tcpO_2 und Blutgase (paO_2, paCO_2) nach der Narkoseeinleitung unter kontrollierter Beatmung für die NLA- und die Halothangruppe. Die Mittelwerte und die Standardabweichungen der Einzelwerte dieser Größen sind angegeben

	pIO_2 (Torr)	$\dot{V}$ (1/min)	pI_T (cm H_2O)	tcpO_2 (Torr)	paO_2 (Torr)	paCO_2 (Torr)
NLA (n = 10)	259,2 ± 7,2	6,7 ± 1,7	12,5 ± 2,3	108,4 ± 21,7	142,0 ± 42,0	43,3 ± 5,8
Halothan (n = 10)	249,8 ± 8,1	8,2 ± 2,0	13,1 ± 1,4	109,3 ± 13,8	146,3 ± 27,9	38,7 ± 4,5

3. *Intraoperative Messungen*

a) Abdominalchirurgie. Bei achtunddreißig Patienten (Risikogruppen ASA I - IV) im Alter von 14 - 78 Jahren (54,1 ± 16,4) wurde der tcpO_2 während bauchchirurgischer Eingriffe (Darmresektionen, Magenresektionen, Splenektomien, Pankreatektomien u. a.) gemessen. Die Mehrzahl der Operationen wurde in Neuroleptanaesthesie, die übrigen in Halothan- oder Enfluranenarkose durchgeführt. Die Relaxierung der Patienten erfolgte mit Diallyl-nor-Toxiferin (0,2 mg/kg KG) oder Pancuroniumbromid (0,1 mg/kg KG). Die Patienten wurden in der Regel maschinell beatmet (Spiromat oder Romulus 19 mit Assistor, Drägerwerk). Folgende Größen wurden gemessen: tcpO_2, Heizleistung der tcpO_2-Elektrode, inspiratorischer Sauerstoffdruck, arterieller Blutdruck, Herzfrequenz, arterielle Blutgase, Atemminutenvolumen, Beatmungsdruck und Rectaltemperatur. Die tcpO_2-Elektrode wurde auf einer infraclaviculären Hautstelle befestigt. Für die Blutgasanalysen wurden zwei bis drei Blutproben pro Patient unter stationären Bedingungen abgenommen. Da die Narkoseeinleitung nicht im Operationsraum vorgenommen wurde, mußte die $tcpO_2$-Elektrode beim Transport des Patienten in den Operationsraum abgenommen werden.

Somit vergingen mindestens 20 min, bis nach Wiederaufsetzen der Elektrode quantitative Messungen durchgeführt werden konnten.

Während der ersten 30 min fiel unter sonst stationären Bedingungen der $tcpO_2$ im Mittel um 10,8 ± 10,6 Torr ab. In zwei Fällen mit Oberbaucheingriffen waren starke, wellenförmige Änderungen des $tcpO_2$ bis zu 75 Torr zu beobachten ohne daß eine Veränderung des inspiratorischen pO_2 oder des arteriellen Blutdruckes stattfand. Jede Veränderung des inspiratorischen Sauerstoffpartialdruckes war mit einer gleichsinnigen Änderung des $tcpO_2$ verbunden. Lungenblähungen bewirkten in der Regel keine Veränderungen des $tcpO_2$. Bei einem Patienten mit schwerer Emphysembronchitis und arterieller Hypoxie führte eine Lungenblähung bis zu 30 cm H_2O zu einem prompten Anstieg des $tcpO_2$ von 72 auf 113 Torr. Es folgte ein Abfall auf 82 Torr, so daß sich nach der Blähung ein leicht erhöhter Wert einstellte.

Fiel bei einem Hypertoniker der systolische Blutdruckwert um 50 mmHg oder mehr ab, so war stets auch ein Abfall des $tcpO_2$ von 20 Torr und mehr die Folge. Dasselbe galt für Normotoniker, bei denen der systolische Blutdruckwert unter 90 - 100 mmHg abfiel.

In Abb. 17 ist der $tcpO_2$-Verlauf während eines hämorrhagisch bedingten Blutdruckabfalls bei einem 61-jährigen Patienten während einer Leberoperation dargestellt. Die Beatmung wurde hierbei zunächst mit 50%, bei weiterem Blutdruckabfall mit 100% Sauerstoff durchgeführt. Der zunächst infolge der Erhöhung des inspiratorischen Sauerstoffpartialdruckes ansteigende $tcpO_2$ fiel mit weiter abfallendem Blutdruck ebenfalls stark ab. Erst nach dem Anstieg des Blutdruckes auf systolische Werte von ca. 70 mmHg stieg der $tcpO_2$ wieder steil an. Nachdem der Blutdruck wieder nahezu im Normbereich war, wurde die inspiratorische Sauerstoffkonzentration (F_IO_2) auf 50% reduziert. Infolge des Blutdruckanstieges kam es trotzdem zu einem weiteren Anstieg des $tcpO_2$. Eine weitere Erniedrigung der inspiratorischen Sauerstoffkonzentration auf 40% führte dann bei nahezu normalem Blutdruck zu einem $tcpO_2$-Abfall in Richtung Ausgangswert.

Ein weiteres Beispiel für die Blutdruckabhängigkeit des $tcpO_2$-Signals ist in Abb. 18 wiedergegeben. Bei einem Blutdruck von 80/50 mmHg führte die intravenöse Gabe von 0,5 ml Akrinor (Theophyllinderivatgemisch) zu einem Blutdruckanstieg auf 100/60 mmHg. Dies hatte einen prompten Anstieg des $tcpO_2$ um 19 Torr zur Folge. Wurde bei Hypertonikern, die einen intraoperativen systolischen Blutdruckabfall von 30 - 50 mmHg hatten, Akrinor in einer Dosis von 0,5 ml gegeben, so stieg der $tcpO_2$ in ähnlicher Weise, wie in Abb. 18 wiedergegeben, um 10 - 20 Torr an.

In Abb. 19 ist die Korrelation zwischen $tcpO_2$ und paO_2 aus den achtunddreißig Patienten (dreiundneunzig Wertepaare) dieser Untersuchung dargestellt. Da das Sauerstoff-Lachgas-Verhältnis intraoperativ zwischen 2 : 4 und 2 : 2 variiert und auch Blutgas-

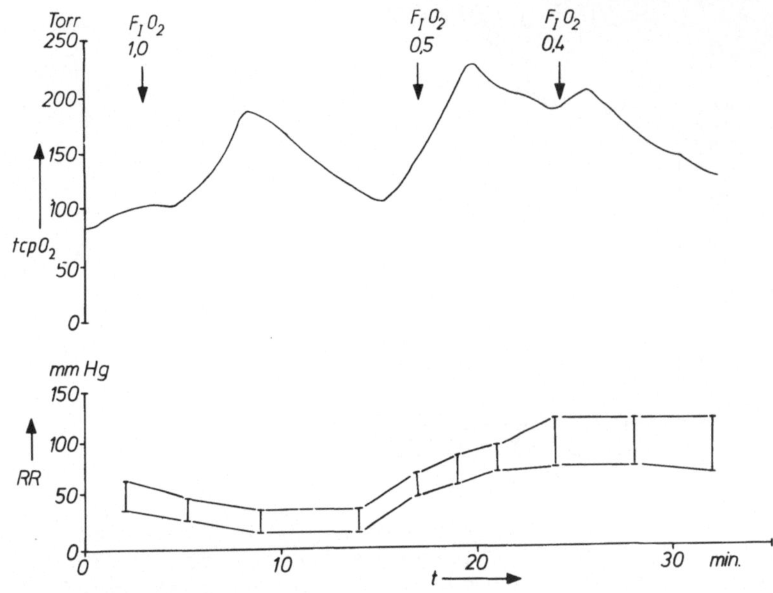

Abb. 17. Verlauf des $tcpO_2$ bei intraoperativem, hämorrhagisch bedingtem Blutdruckabfall. Näheres siehe Text

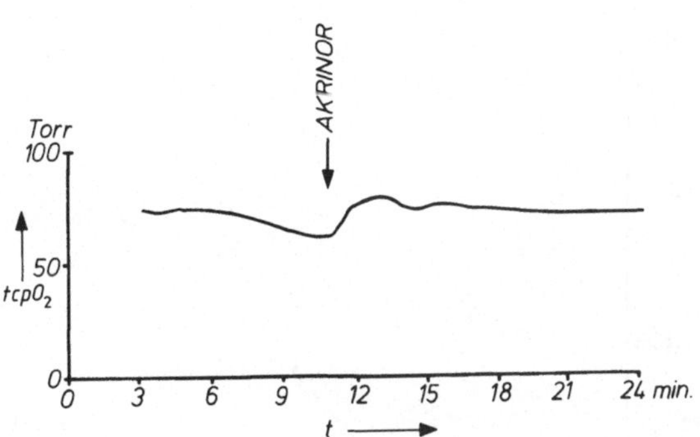

Abb. 18. Intraoperative Gabe eines Theophyllinpräparates führt zu einem gleichzeitigen Anstieg von $tcpO_2$ und Blutdruck

analysen während der Narkoseausleitung bei Sauerstoffatumung durchgeführt wurden, wurden auch paO_2-Werte über 200 Torr gemessen. Es ergab sich die Beziehung: $paO_2 = 1{,}01 \times tcpO_2 + 27{,}6$, mit $n = 93$, $r = 0{,}90$, $p < 0{,}001$.

Eine ähnliche Beziehung zwischen $tcpO_2$ und paO_2 unter stationären Bedingungen und bei nicht wesentlich erniedrigtem arteriellem Blutdruck erhält man, wenn man die Meßwerte aus den Untersuchungen (II.1.a), II.2., II.3.a)) und II.4. zugrundelegt (Abb. 20). Die Zunahme der Wertepaare gegenüber Abb. 19 lag

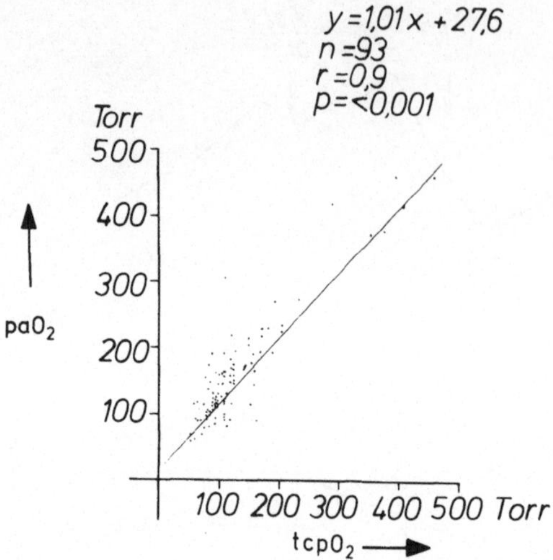

Abb. 19. Korrelation zwischen $tcpO_2$ und arteriellem pO_2 (paO_2). Die Messungen wurden intraoperativ bei achtunddreißig Patienten (dreiundneunzig Wertepaare) während bauchchirurgischen Eingriffen durchgeführt

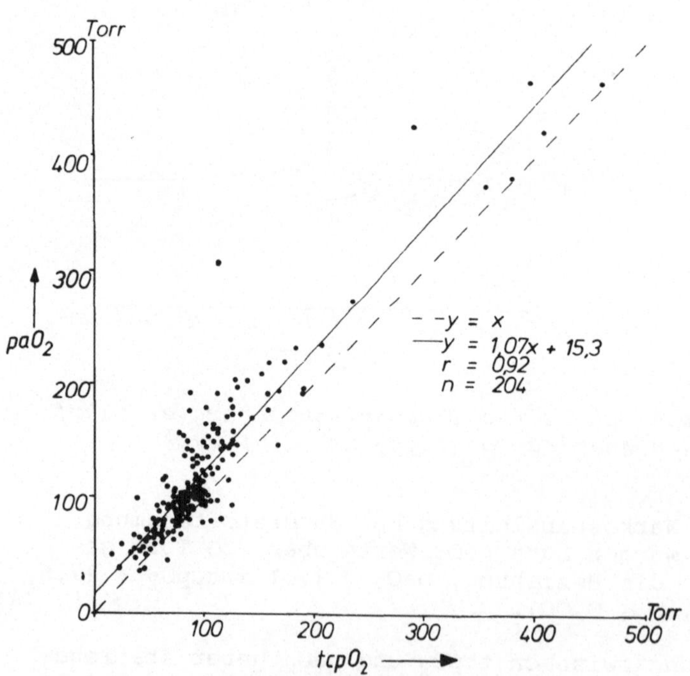

Abb. 20. Korrelation zwischen $tcpO_2$ und arteriellem pO_2 (paO_2). Die Messungen wurden während der Narkoseeinleitung, intraoperativ, während der Narkoseausleitung und postoperativ durchgeführt. Näheres s. Text

hauptsächlich im Bereich von 50 - 100 Torr. Es ergab sich hierbei die Beziehung:
$paO_2 = 1,07 \times tcpO_2 + 15,3$, mit $n = 204$, $r = 0,92$, $p < 0,001$.

b) Neurochirurgie. Bei sechzehn neurochirurgischen Patienten (Risikogruppen ASA I - III) im Alter von 19 - 56 Jahren (36,8 ± 15,4) wurde der $tcpO_2$ auf haarfreien Hautstellen des distalen Unterschenkels und des Fußes intraoperativ gemessen. Die durchgeführten Operationen waren Craniotomien, Neurolysen, Laminektomien und ventrale Fusionen. Die Craniotomien wurden ausschließlich in NLA, die übrigen Operationen in NLA und Halothannarkose durchgeführt. Die Relaxation wurde mit Diallyl-nor-Toxiferin (0,2 mg/kg KG), die kontrollierte Beatmung mit dem Spiromaten (Drägerwerk) durchgeführt. Bei der Exspiration cerebraler Hämangiome wurde eine kontrollierte Hypotension mit dem Ganglienblocker Trimethaphan (Arfonad), 500 mg/500 ml angewandt. Gemessen wurden folgende Größen: $tcpO_2$, Heizleistung der $tcpO_2$-Elektroden, inspiratorischer Sauerstoffpartialdruck, arterielle Blutgase, Hauttemperatur, Rectaltemperatur, Atemminutenvolumen und Beatmungsdruck.

Bei der $tcpO_2$-Messung während neurochirurgischer Eingriffe wurden auch bei dem relativ peripheren Sitz der Elektrode sehr ähnliche Beobachtungen gemacht, wie sie bei bauchchirurgischen Eingriffen (II.3.a)) beschrieben wurden. Die Hyperämisierungsphase der $tcpO_2$-Messung war jedoch im Mittel auf ca. 30 min verlängert. Bei gleichem inspiratorischem Sauerstoffdruck waren die stationären $tcpO_2$-Werte deutlich niedriger als bei den Messungen auf dem infraclaviculären Hautareal.

Ein systematischer Abfall des $tcpO_2$ mit der Operationszeit wurde unter sonst konstanten Bedingungen nicht beobachtet. Änderungen des inspiratorischen Sauerstoffpartialdruckes führten immer zu gleichsinnigen Änderungen des $tcpO_2$-Signals. Bei Abfall des systolischen Blutdruckwertes unter 90 - 100 mmHg war immer ein Abfall des $tcpO_2$ zu beobachten. Bei den Messungen in kontrollierter Hypotension konnten durch Variationen der Tropfgeschwindigkeit des kurzwirksamen Ganglienblockers reversible Änderungen des arteriellen Blutdruckes erreicht werden (Abb. 21). Wurde ansonsten bei erniedrigtem systolischen Blutdruck das Theophyllinderivatgemisch Akrinor in einer Dosis von 0,5 ml i. v. gegeben, so stieg der $tcpO_2$ ähnlich wie in II.3.a) beschrieben an, die Amplitude des Anstieges war jedoch deutlich geringer.

Mit Hilfe der unter stationären Bedingungen bestimmten Blutgasanalysen wurde eine Regressionsanalyse der $tcpO_2/paO_2$-Wertepaare durchgeführt (Abb. 22). Das Ergebnis kann durch die Geradengleichung:
$paO_2 = 1,14 \times tcpO_2 + 45,6$ mit $n = 23$, $r = 0,69$, $p < 0,001$
beschrieben werden. Die Regressionsgerade unterscheidet sich von den in Abb. 19 und Abb. 20 dargestellten Beziehungen hauptsächlich durch eine Parallelverschiebung zu höheren paO_2-Werten hin.

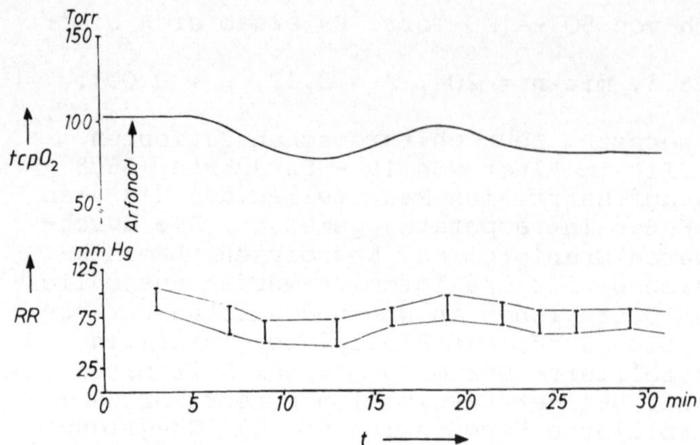

Abb. 21. Verlauf des $tcpO_2$ bei kontrollierter Hypotension mit dem Ganglienblocker Trimethaphan (Arfonad). Durch Veränderungen der Tropfgeschwindigkeit des Ganglienblockers kommt es zu Blutdruckänderungen, welche gleichsinnige Änderungen des $tcpO_2$ zur Folge haben

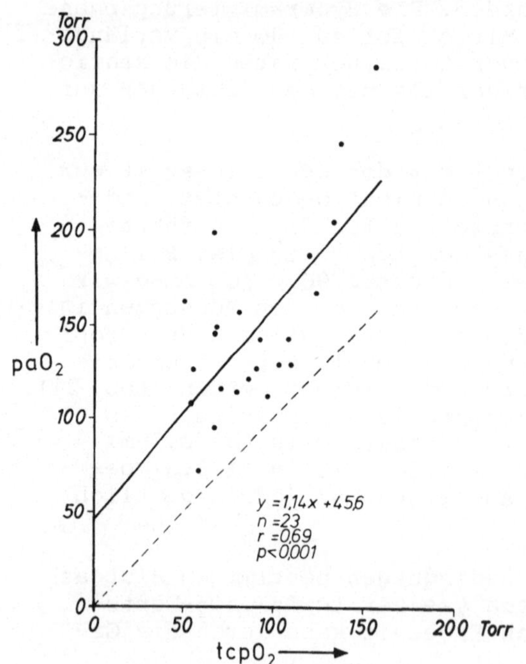

Abb. 22. Korrelation zwischen $tcpO_2$ und arteriellem pO_2 (paO_2) während neurochirurgischer Eingriffe. Die $tcpO_2$-Messungen wurden auf der unteren Extremität durchgeführt. Man erkennt die deutliche Unterschätzung der paO_2-Werte im Bereich niedriger $tcpO_2$-Werte

c) Kardiochirurgie. Bei sieben Patienten im Alter von 15 - 61 Jahren (44,6 ± 14,5) wurden Herzoperationen (Aortenklappenersatz, Mitralklappenersatz, Aorten- und Mitralklappenersatz, aortocoronarer Venenbypass und Vorhofseptumverschluß) unter Anwendung eines extrakorporalen Bypass in NLA durchgeführt. Die Beatmung erfolgte mit dem Engström-Respirator. Gemessen wurden: $tcpO_2$, paO_2 (kontinuierlich), arterieller Blutdruck und arterieller Mitteldruck (blutig), Oesophagustemperatur, Hauttemperatur und arterielle Blutgase.

Ein typischer Verlauf des $tcpO_2$, des paO_2 und des arteriellen Blutdruckes ist in Abb. 23 und 24 (Fortsetzung des Verlaufes in Abb. 24) wiedergegeben. Vor Beginn des extrakorporalen Bypass folgte der $tcpO_2$ den Änderungen des paO_2, die $tcpO_2$-Werte erreichten jedoch in diesem hyperoxischen paO_2-Bereich nur etwa die Hälfte der paO_2-Werte. Mit Beginn des Bypasses und dem Abfall des Perfusionsdruckes fiel auch der $tcpO_2$ auf Werte bis unter 50 Torr ab. Mit dem Ansteigen des Perfusionsdruckes stieg auch der $tcpO_2$ auf Werte von ca. 100 Torr an, um nach dem Blutdruckanstieg durch die einsetzende Herzaktion Werte von mehr als 300 Torr zu erreichen. Der paO_2 lag während der beschriebenen Phase im Bereich von 400 bis 500 Torr. In der normotonen Phase nach der Defibrillation folgten der paO_2 und der $tcpO_2$ wieder gleichsinnig den Änderungen des inspiratorischen Sauerstoffdruckes.

Während der Phase am Bypass fiel zunächst durch die Blutkühlung die Oesophagustemperatur innerhalb weniger Minuten von ca. 36° C auf ca. 31° C ab, stieg allmählich wieder an und erreichte 5 - 10 min vor der Defibrillation wieder normotherme Werte. Die Hauttemperatur variierte nur um ca. 2° C. Während des Abkühlens und des Aufheizens des Blutes änderten sich die Temperaturen innerhalb des Patienten ständig, so daß größere Temperaturgradienten auftraten und keine repräsentativen Temperaturwerte festzulegen waren.

Die $tcpO_2$-Elektrode und die paO_2-Durchflußelektrode hingegen waren bei verschiedenen Temperaturen thermostatisiert. Wegen der daraus resultierenden Problematik bei der Interpretation der Meßwerte für den Vergleich von $tcpO_2$ und paO_2 wurden die in der Abb. 25 - 27 dargestellten Ergebnisse nur aus den Ergebnissen der normothermen Phase berechnet.

In Abb. 25 ist die Beziehung zwischen $tcpO_2$ und paO_2 bei mittleren arteriellen Blutdruckwerten von 60 - 100 mmHg wiedergegeben. Man erkennt gegenüber den vorangegangenen Darstellungen eine erhebliche Zunahme der Einzelwertstreuung, die sich auch in dem relativ kleinen Korrelationskoeffizienten $r = 0{,}61$ ($p < 0{,}01$) widerspiegelt. Ferner werden besonders bei niedrigen $tcpO_2$-Werten die paO_2-Werte erheblich unterschätzt.

In Abb. 26 ist die Beziehung $tcpO_2/paO_2$ bei mittleren arteriellen Blutdruckwerten von 25 - 60 mmHg wiedergegeben. Die Lage der Regressionsgeraden ist im wesentlichen zu höheren paO_2-Werten hin verschoben, die Unterschätzung arterieller pO_2-Werte durch den $tcpO_2$ somit bei kleinen $tcpO_2$-Werten noch größer geworden.

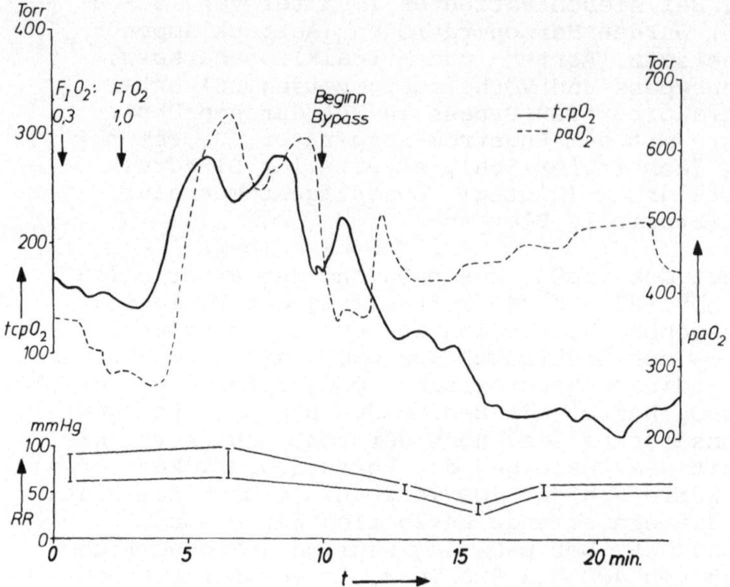

Abb. 23. Verlauf des $tcpO_2$ und des arteriellen pO_2 (paO_2) während cardiopulmonalen Bypasses. Mit abfallendem Perfusionsdruck fällt der $tcpO_2$ bis auf sehr niedrige Werte ab

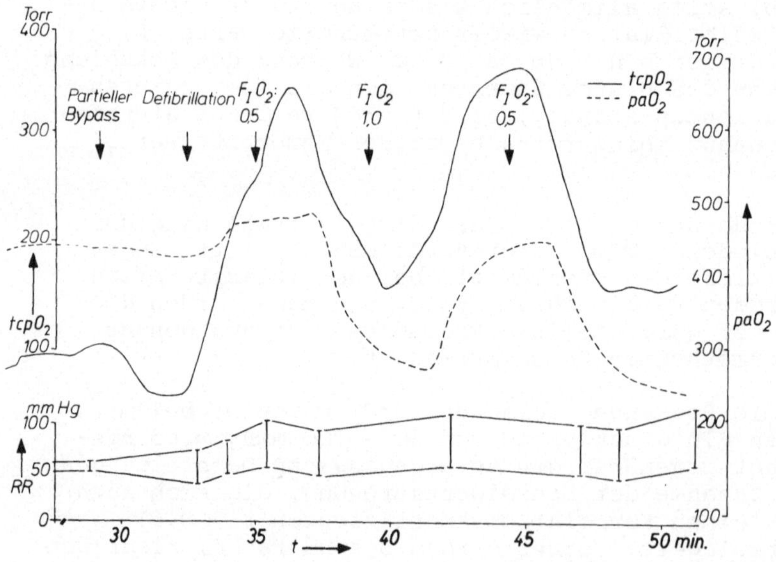

Abb. 24. Verlauf des $tcpO_2$ und des arteriellen pO_2 (paO_2) während cardiopulmonalen Bypasses (Fortsetzung). Mit dem Wiederanstieg des Blutdruckes steigt auch der $tcpO_2$ wieder in den Bereich der $tcpO_2$-Ausgangswerte an.

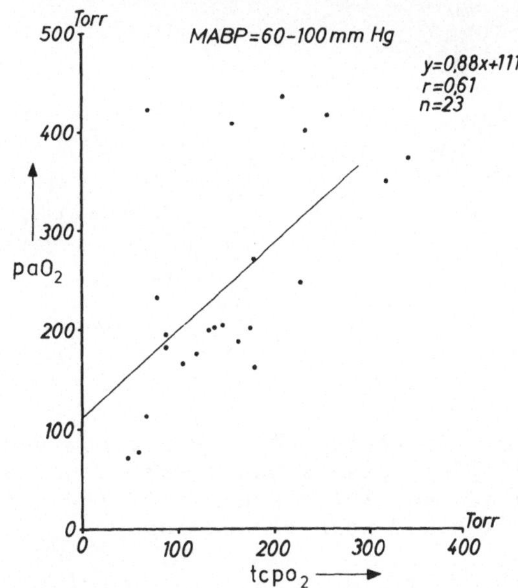

Abb. 25. Korrelation zwischen $tcpO_2$ und arteriellem pO_2 (paO_2) bei mittleren Blutdruckwerten (MABP) von 60 - 100 mmHg. Die große Streuung der Werte spiegelt sich auch in dem relativ kleinen Korrelationskoeffizienten wieder

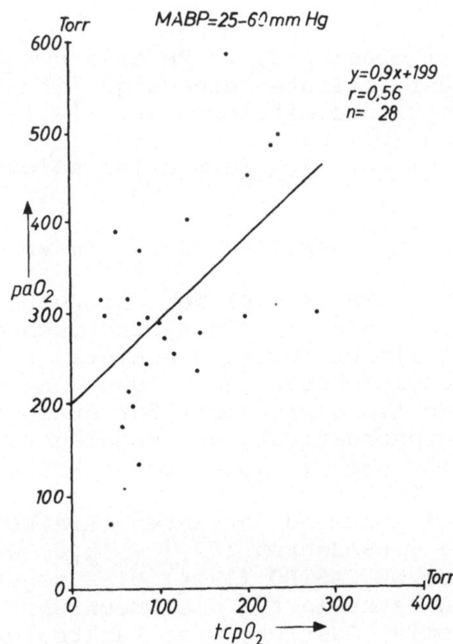

Abb. 26. Korrelation zwischen $tcpO_2$ und arteriellem pO_2 (paO_2) bei mittleren Blutdruckwerten (MABP) von 25 - 60 mmHg. Die Unterschätzung der paO_2-Werte durch die $tcpO_2$-Werte hat gegenüber der in Abb. 25 dargestellten Beziehung deutlich zugenommen

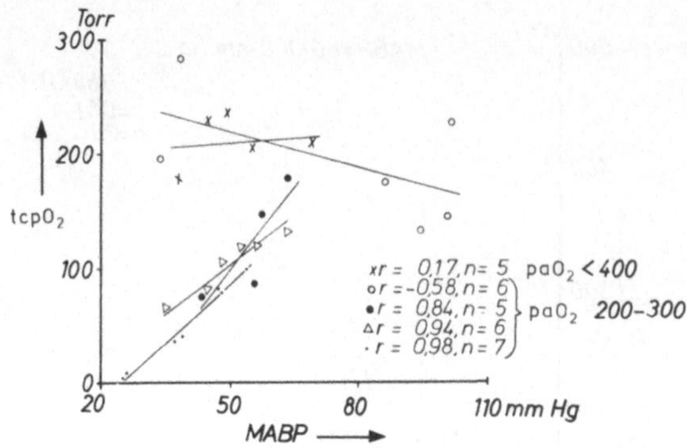

Abb. 27. Abhängigkeit des $tcpO_2$ vom mittleren Blutdruck (MABP) bei fünf verschiedenen Patienten. Bei drei Patienten bestand in diesem Blutdruckbereich eine nahezu proportionale Beziehung zwischen Blutdruck und $tcpO_2$

Die in Abb. 25 und Abb. 26 dargestellten Ergebnisse machen deutlich, daß der $tcpO_2$ nicht nur vom paO_2 sondern auch wesentlich vom arteriellen Blutdruck abhängen kann. Es wurde daher geprüft, ob sich aus den beschriebenen Untersuchungen eine Korrelation zwischen mittlerem arteriellem Blutdruck und $tcpO_2$ ergibt (Abb. 27). Da sich der paO_2 ständig änderte, mußten zur Prüfung dieser Beziehung paO_2-Bereiche an Stelle eines festen paO_2 gewählt werden. Die Auswahl war insoweit eingeschränkt, als in diesen Bereichen auch größere Änderungen des arteriellen Blutdruckes während der normothermen Phase der Operation eingetreten sein mußten.

Bei einem paO_2 im Bereich von 200 - 300 Torr war bei drei von fünf Patienten eine signifikante Korrelation ($p < 0{,}01$) zwischen $tcpO_2$ und mittlerem arteriellem Blutdruck gegeben, bei den übrigen zwei Patienten war bei einem paO_2 im Bereich von 200 - 300 bzw. über 400 Torr keine solche Beziehung vorhanden.

4. Postoperative Antagonisierung hoher Fentanyldosen

DE CASTRO (1974) berichtete über ein Anaesthesieverfahren, bei dem Fentanyl, ein synthetisches Opiat, in narkotischen Dosen appliziert wird. Die hierzu erforderlichen hohen Dosen an Fentanyl führten jedoch ohne Antagonisierung zu einer postoperativen Atemdepression. Zur Antagonisierung wurde Naloxon, ein Oxymorphonderivat, vorgeschlagen, da es als reiner Morphinantagonist auch in hohen Dosen keine atemdepressive Wirkung hat.

Bei achtzehn Patienten (Risikogruppe ASA II - III) im Alter von 18 - 69 Jahren (53,7 - 18,8) wurde in Anlehnung an ein Schema von DE CASTRO (1974) eine sogenannte sequentielle analgetische Anaesthesie für die Durchführung abdomineller Eingriffe (Vagotomie, Gastrektomie, Pankreatektomie, Cholecystektomie, Hemicolektomie) angewendet. Als Prämedikation wurde ca. 30 min vor der Narkoseeinleitung Thalamonal (1 - 2 ml) und Atropin (0,5 mg) i. m. gegeben. Die Narkoseeinleitung wurde bei Spontanatmung von Sauerstoff-Lachgas (2 : 2) begonnen, anschließend wurde unter assistierter Beatmung Fentanyl (0,03 mg/kg KG) und Pancuroniumbromid (0,1 mg/kg KG) i. v. gegeben. Nach Intubation wurde mit Sauerstoff-Lachgas (2 : 2) über den Spiromaten (Drägerwerk) mit einem Beatmungsvolumen von ca. 10 ml/kg KG und einer Frequenz von 12/min beatmet. In Abständen von 30 min wurde Fentanyl (0,01 mg/kg KG) nachinjiziert, bei Bedarf wurde die Relaxierung mit Diallyl-nor-Toxiferin weitergeführt. Die für die Narkose im Mittel benötigte Fentanyldosis betrug bei einer mittleren Narkosedauer von 150 min (90 - 300 min) 3,45 mg. Nach Operationsende wurde ca. 5 min mit Sauerstoff beatmet und ein Überhang an Muskelrelaxans mit Pyridostigminbromid (0,1 mg/kg KG) in Verbindung mit Atropin (0,01 mg/kg KG) antagonisiert. Danach waren die Patienten in der Regel ansprechbar und atmeten nach Aufforderung spontan. Der noch intubierte, ateminsuffiziente Patient wurde dann mit Luft assistiert beatmet und in den Aufwachraum gefahren. Die Antagonisierung des Fentanylüberhanges wurde nach Anbringen der $tcpO_2$-Elektrode mit Naloxon in Einzeldosen von 0,1 mg i. v. durchgeführt. Der Patient wurde nach der ersten Naloxongabe der Spontanatmung überlassen. Die Notwendigkeit für weitere Naloxongaben und der Zeitpunkt der Extubation wurden sowohl von der Atemfrequenz als auch von dem Verhalten des $tcpO_2$ und den arteriellen Blutgasanalysen abhängig gemacht. Aufeinanderfolgende Gaben von Naloxon wurden in Abständen von 3 - 8 min appliziert. Im Mittel wurden 0,3 mg Naloxon pro Patient benötigt, um eine ausreichende Spontanatmung zu gewährleisten. Die Dauer der postoperativen Überwachung mit der $tcpO_2$-Methode lag bei 85 min (45 - 120 min). Folgende Größen wurden gemessen: $tcpO_2$, Heizleistung der $tcpO_2$-Elektrode, arterielle Blutgase, Atemfrequenz, arterieller Blutdruck und Herzfrequenz.

Der gemittelte Verlauf des $tcpO_2$ während der Antagonisierung des Fentanyls ist in Abb. 28 wiedergegeben. Innerhalb der ersten Minute nach der ersten Naloxondosis fiel der $tcpO_2$ unter Spontanatmung von Raumluft ab, um dann mit einsetzender Erhöhung der Atemfrequenz über den Ausgangswert anzusteigen. Es folgte in der Regel ein Wiederabfall des $tcpO_2$, so daß weitere Dosen von Naloxon notwendig wurden. Am Ende der Überwachung lag der mittlere $tcpO_2$ bei 60 Torr, der zugehörige paO_2 bei 73 Torr und der $paCO_2$ bei 45 Torr. In Tabelle 6 sind diese Ergebnisse noch einmal zusammengestellt. Der Unterschied zwischen dem $tcpO_2$-Wert vor und 5 min nach einer Naloxongabe war bei der ersten und zweiten Gabe mit $p < 0{,}01$ signifikant.

Eine lineare Regressionsanalyse aus den bei dieser Untersuchung gewonnenen Wertepaaren $tcpO_2$ und paO_2 ist in Abb. 29 wiedergegeben. Die Geradengleichung lautet:

$paO_2 = 0{,}6 \times tcpO_2 + 36{,}3$ mit $n = 38$, $r = 0{,}72$, $p < 0{,}001$.

Der paO_2 wird also bei sehr niedrigen $tcpO_2$-Werten erheblich unterschätzt, der Unterschied zwischen zwei $tcpO_2$-Werten ist jedoch in diesem Bereich größer als der zugehörige paO_2-Unterschied.

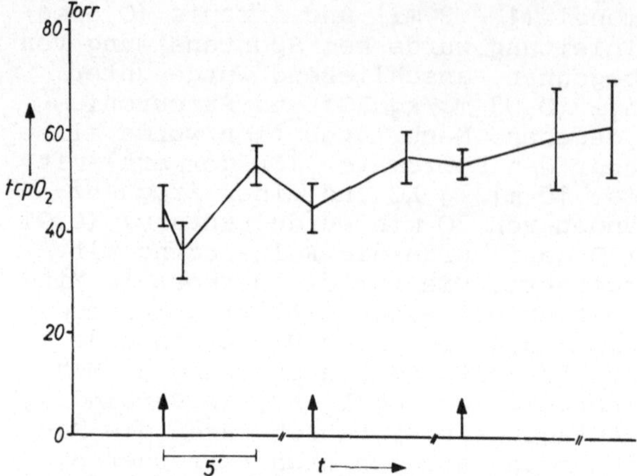

Abb. 28. $tcpO_2$-Verlauf während der postoperativen Antagonisierung von Fentanyl mit Naloxon. Die Pfeile bezeichnen die einzelnen Naloxongaben. Eingetragen sind die Mittelwerte des $tcpO_2$ sowie die Standardabweichungen der Mittelwerte der $tcpO_2$-Maxima und Minima

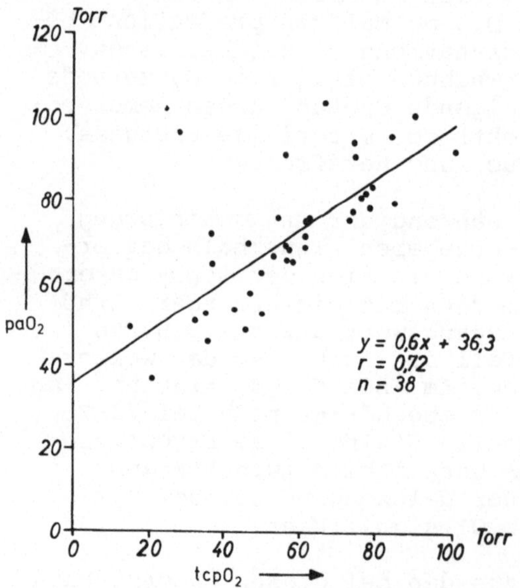

Abb. 29. Korrelation zwischen $tcpO_2$ und arteriellem pO_2 (paO_2). Die Wertepaare liegen im Bereich relativ niedriger paO_2-Werte. Die (nicht eingezeichnet) Identitätslinie schneidet die Regressionsgerade bei ca. 90 Torr. Im Bereich niedriger $tcpO_2$-Werte werden die paO_2-Werte stark unterschätzt

Tabelle 6. Anstieg des $tcpO_2$ nach Antagonisierung von intraoperativ gegebenem Fentanyl durch Naloxon. I, II, III bezeichnen die 1., 2. und 3. Gabe von 0,1 mg Naloxon i. v.. Die $tcpO_2$-Mittelwerte und Standardfehler sind angegeben. Die Differenz der Mittelwerte zwischen den $tcpO_2$-Werten vor und nach jeder Naloxongabe ist mit $\Delta tcpO_2$ bezeichnet

Naloxon (0,1 mg i.v.)	I		II		III	
	vor	nach	vor	nach	vor	nach
$tcpO_2$	35,2	53,0	44,7	55,3	51,1	58,5
$s_{\bar{x}}$	5,9	4,2	5,0	5,5	5,9	4,0
$\Delta tcpO_2$	17,2		10,6		4,9	
p	<0,01		<0,01		>0,1	

Bei der endotrachealen Absaugung vor Extubation kann es zu einem deutlichen Abfall des $tcpO_2$ kommen. in Abb. 30 ist dies an einem Einzelbeispiel wiedergegeben. Erst 3 min nach dem Absaugvorgang hatte der $tcpO_2$ wieder den Ausgangswert erreicht.

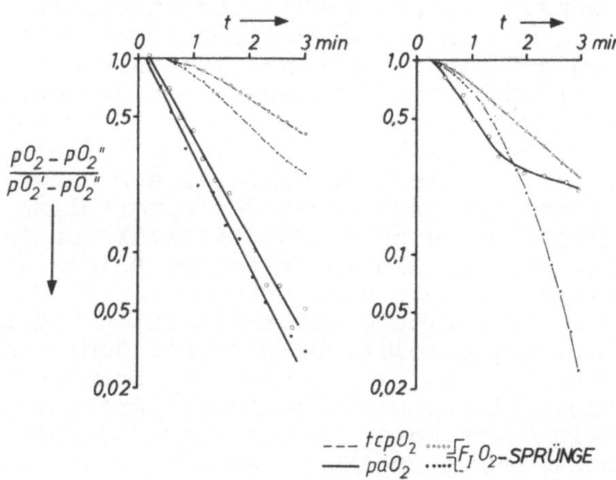

Abb. 30. $tcpO_2$-Abfall durch endotracheales Absaugen vor einer Extubation

5. Verhalten des $tcpO_2$ nach inspiratorischem Sauerstoffsprung

Wird ein hyperoxisches Gasgemisch geatmet, so ist der endcapilläre Sauerstoffdruck nach der Alveolarpassage praktisch identisch mit dem Sauerstoffdruck in der Alveole (THEWS, 1963). Wegen der Kürze der Kontaktzeit ist dies auch bei Änderungen des alveolären Sauerstoffdruckes der Fall.

THEWS und SCHMIDT (1965) haben ein Verfahren entwickelt, bei dem durch einen inspiratorischen Sauerstoffsprung im Hyperoxiebereich aus dem Verlauf des arteriellen Sauerstoffdruckes und des Sauerstoffdruckes in der Atemluft die Ventilations-Perfusions-Verhältnisse der funktionell homogenen und inhomogenen Lunge bestimmt werden können. Hierbei werden die zeitlichen Verläufe des alveolären sowie des arteriellen Sauerstoffdruckes in einen logarithmischen Maßstab übertragen. Nach Art einer Mehrkompartimentanalyse werden diese Kurven jeweils in Einzelgeraden zerlegt, so daß bei numerischer Addition derselben die Originalkurve entsteht. Aus den Steilheiten und Ordinatenschnittpunkten der Teilgeraden kann dann die Verteilung des Ventilations-Volumen-Verhältnisses in Bezug auf die relative alveoläre Ventilation bzw. auf die relative Teildurchblutung berechnet werden.

Mit einem geringfügig modifizierten Versuchsaufbau nach SCHMIDT et al. (1965) wurde geprüft, ob der $tcpO_2$-Verlauf an Stelle des arteriellen Sauerstoffdruckverlaufes für die obengenannte Analyse verwendet werden kann. Zwei hyperoxische Gasgemische (35% Sauerstoff, Rest Stickstoff und 65% Sauerstoff, Rest Stickstoff) wurden über einen Dreiweghahn mit Ventil und Mundstück wechselweise zur Spontanatmung angeboten. Die Atemluft wurde mundstücknah abgenommen und einem Massenspektrographen zur Analyse des Sauerstoffdruckes zugeführt. Der arterielle Sauerstoffdruck wurde aus Blutproben bestimmt, die in raschen Abständen aus der kanülierten Arteria radialis mit Hilfe von Glaskapillaren entnommen wurden (THEWS, 1962). Der arterielle Sauerstoffpartialdruck, der pO_2 in der Alveolarluft und der $tcpO_2$ wurden kontinuierlich auf einem Kompensationsschreiber registriert. Es wurden sowohl Sauerstoffeinwaschkurven als auch Auswaschkurven gemessen.

In Abb. 31 sind die Ergebnisse dieser Untersuchung dargestellt. Die Ein- und Auswaschkurven des arteriellen pO_2 und des $tcpO_2$ sind bezogen auf eine Sprungdifferenz von 1 logarithmisch aufgetragen. Auf der linken Seite des Bildes sind die Kurvenverläufe eines lungengesunden Probanden (34 Jahre), auf der rechten die Kurvenverläufe einer Patientin mit Lungenemphysem (62 Jahre) dargestellt. Während bei dem Probanden die Ein- und Auswaschkurven des paO_2 linear und praktisch identisch verlaufen, zeigen die $tcpO_2$-Kurven einen anfänglich gekrümmten Verlauf sowie große Unterschiede zwischen Ein- und Auswaschkurven. Die Auswaschkurve verläuft wesentlich steiler als die Einwaschkurve, wobei die Steigung der Auswaschkurve noch wesentlich geringer ist als die der paO_2-Kurven. Eine Untersuchung bei einem zweiten Probanden ergab sehr ähnliche Ergebnisse, die $tcpO_2$-Kurven lagen jedoch dichter zusammen und verliefen insgesamt steiler als die hier dargestellten. Die paO_2-Einwaschkurve der Patientin zeigte nach ca. 100 min einen Knick. Die zugehörige Auswaschkurve konnte aus technischen Gründen nicht mehr bestimmt werden. Die $tcpO_2$-Verläufe ähneln denen, die bei dem Probanden (linke Bildhälfte) gemessen wurden. Der Knick in der paO_2-Kurve wird durch keine der beiden $tcpO_2$-Kurven erfaßt.

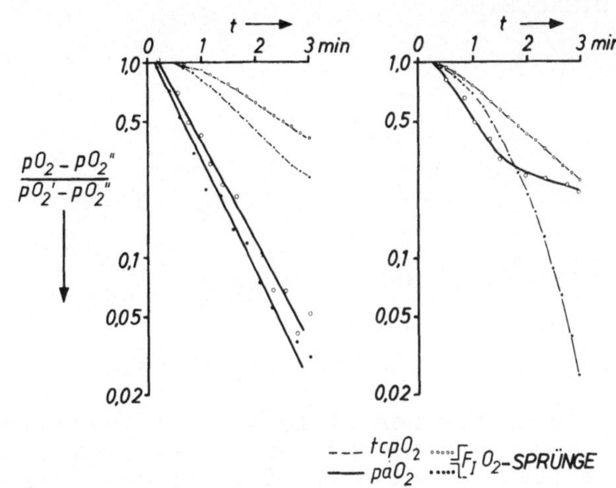

Abb. 31. Verlauf des tcpO_2 und des arteriellen pO_2 (paO_2) nach einem inspiratorischen Sauerstoffsprung im Hyperoxiebereich. Die Partialdruckverläufe sind auf eine Sprungdifferenz von 1 bezogen logarithmisch eingezeichnet.

⌈ Sauerstoffsprung zu einem höheren inspiratorischen Sauerstoffgehalt.

⌊ Sauerstoffsprung zu einem niedrigeren inspiratorischen Sauerstoffgehalt.

Linke Bildhälfte: Lungengesunde Versuchsperson
Rechte Bildhälfte: Emphysematiker

D. Diskussion

I. Methodische Untersuchungen

1. Vorbereitung der $tcpO_2$-Elektrode

Für den klinischen Einsatz der transcutanen Sauerstoffmessung ist es von besonderer Bedeutung, eine möglichst gute Langzeitstabilität der Sauerstoffelektrode zu erzielen. Treten unerwünschte Veränderungen der Elektrodeneigenschaften auf, so müssen die Fehlerquellen rasch behoben werden können. Bei der polarographischen Messung des Sauerstoffdruckes mit Elektroden vom Clark'schen Typ hängen Linearität und Konstanz der Eichkurve sowie Einstellzeit und Reproduzierbarkeit der Messung wesentlich von der Beschaffenheit der Kathodenoberfläche, dem Isolationswiderstand an der Grenzfläche zum hydratisierten Glas, der Zusammensetzung und Reinheit der Elektrolytlösung zwischen Meßkathode und Bezugsanode sowie der Größe und Konstanz des durch vorgeschaltete Membranen gebildeten Diffusionswiderstandes ab (CLARK, 1956; TÖDT, 1958; NIESEL und THEWS, 1959; CHARLTON, 1961; KUNZE et al., 1963; FATT, 1964; HARTH und THEWS, 1964; GRUNEWALD, 1966; CLARK u. SACHS, 1968; FRIESEN u. McILLROY, 1970; GRUNEWALD, 1970 und 1971).

a) Reinigung. Die Platinkathoden können sich während des Meßbetriebes durch Silberniederschläge und andere Verschmutzungen (LÜBBERS, unveröffentlicht) so verändern, daß der polarographische Reststrom ansteigt und die Eichkurve ihre Linearität verliert. Wurde die $tcpO_2$-Elektrode einmal wöchentlich auf feuchtem Lindenholz poliert, so war die Stabilität der pO_2-Eichung in der Regel gewährleistet. Nach einem Poliervorgang war die Zeitspanne bis zu einer stabilen Messung deutlich gegenüber der Norm verlängert. Dies hängt damit zusammen, daß sich auf der Platinkathode eine neue Polarisationsschicht und auf der Silberanode die durch das Polieren ebenfalls entfernte Silberchloridschicht erst allmählich wieder ausbilden müssen. Da das elektrochemische Potential zwischen Silber/Silberchlorid und Platin in die effektive Polarisationsspannung eingeht, verschiebt sich während der Ausbildung der Silberchloridschicht quasi die Polarisationsspannung und führt zu einer Steilheitsänderung der Eichkurve.

b) Elektrolytlösung. Die von den Autoren der $tcpO_2$-Methode angegebene agarosehaltige Elektrolytlösung wies gegenüber einer einfachen 0,2 molare Kaliumchloridlösung keine Vorteile auf. Da sie außerdem nur wenige Tage haltbar ist, wurde später ausschließlich die 0,2 molare Kaliumchloridlösung verwendet. Auf das tägliche Neubespannen mit Cellophan und Teflon konnte dadurch verzichtet werden, daß die Elektrode über Nacht in 0,2 molarer Kaliumchloridlösung aufbewahrt wurde. Ein Elektrolytverlust der Elektrode, welcher möglicherweise bei Aufbewahrung in destilliertem Wasser über die Ränder der Membranscheiben auftrat, konnte so verhindert werden.

c) Membranbespannung. Die Membranen einer Clark'schen Sauerstoffelektrode bestimmen bei festem Kathodendurchmesser ihre Sauerstoffempfindlichkeit sowie ihre Einstellzeit (GRUNEWALD, 1971). Infolge der relativ großen Membranfläche der $tcpO_2$-Elektrode kann es durch Einfließen von Elektrolytlösung zwischen die Membranen zu Abstandsänderungen zwischen Platinoberfläche und mediumseitiger Teflonoberfläche kommen. Dieser Vorgang reduziert die Steilheit der Eichgeraden. Durch das Eigengewicht der Elektrode legen sich in vivo die Membranen wieder enger an die Platinkathode an, so daß bei der Nacheichung eine mehr oder weniger große Abweichung gegenüber der Ausgangseichung auftritt. Die Differenz zwischen Vor- und Nacheichung konnte bis zu 30% vom Ausgangswert betragen. Durch festes Anpressen der Membranen vor und während der Fixation mit dem Teflonring konnte dieser Effekt weitgehend vermieden werden. Für die routinemäßige Anwendung der $tcpO_2$-Methode scheint die Membranfestigung auf der Meßfläche noch verbesserungsbedürftig zu sein.

2. *Polarisationsdauer*

Wurde eine in 0,2 molarer Kaliumchloridlösung aufbewahrte $tcpO_2$-Elektrode nach mehrstündiger Meßpause an den polarographischen Meßkreis angeschlossen, so wurden in Übereinstimmung mit den von HUCH und LÜBBERS (1973) gemachten Angaben ca. 25 min bis zu einer stabilen Sauerstoffeichung benötigt. Dieser Polarisationsvorgang war nach dem Polieren der Elektrode erheblich verlängert. Im Mittel wurden ca. 80 min benötigt. Die möglichen Gründe für diese verlängerte Polarisationsdauer wurden bereits diskutiert.

3. *Temperaturabhängigkeit*

Die Eichkurve der Sauerstoffelektrode ist temperaturabhängig. In vitro-Messungen ergaben für die $tcpO_2$-Elektrode in dem geprüften Temperaturbereich eine nahezu lineare Beziehung zwischen Temperatur und Diffusionsgrenzstrom, wobei ein Temperaturkoeffizient von 1,88% pro $^\circ$ C bestimmt wurde. Dieser Wert ist mit dem von GLEICHMANN und LÜBBERS (1960) für die membranbezogene Platinelektrode angegebenen Wert von ca. 1,7% pro $^\circ$ C nahezu identisch. KRELL (1972) fand für membranbezogene Goldmikroelektroden ebenfalls eine lineare Abhängigkeit zwischen Eichtemperatur und Sauerstoffempfindlichkeit, wobei der Temperaturkoeffizient in dem Bereich von 20 - 45° C ca. 3% pro $^\circ$ C betrug. LAVER und SEIFEN (1965) geben einen logarithmischen Zusammenhang zwischen Temperatur und Sauerstoffempfindlichkeit an. Eine lineare Interpolation der Meßwerte ergibt im Temperaturbereich von 30 bis 40° C einen Temperaturkoeffizienten von ca. 2,5% pro $^\circ$ C. Sie fanden ferner, daß die temperaturabhängigen Membraneigenschaften der

Elektrode einen wesentlichen Anteil an der Größe und Art der Temperaturabhängigkeit haben. Die $tcpO_2$-Elektrode ist zwar auf 45° C thermostatisiert, die Temperaturgradienten zum Meßmedium Haut sind jedoch von Fall zu Fall unterschiedlich (unterschiedliche Hauttemperatur, variable Wärmeclearance durch unterschiedliche lokale Durchblutung). Da die Elektrodenmembranen im Bereich des variablen Temperaturgradienten liegen, können durchaus Änderungen der Membrantemperatur auftreten. Legt man die gefundene Temperaturabhängigkeit der $tcpO_2$-Elektrode und einen $tcpO_2$-Wert, der dem Lufteichwert entspricht, zugrunde, so beträgt der mögliche Fehler des $tcpO_2$-Wertes bei einer Temperaturänderung von 1° C ca. 2,6 Torr.

4. Eindraht- und Mehrdrahtsignalableitung

Da mit der $tcpO_2$-Methode die lokale Messung der zentralen Größe "arterieller Sauerstoffdruck" angestrebt wird, wäre es folgerichtig, an möglichst vielen Hautstellen mit möglichst vielen Sauerstoffelektroden gleichzeitig zu messen. Eine Mittelung dieser Einzelwerte ergäbe einen repräsentativen transcutanen Sauerstoffdruck. In der $tcpO_2$-Elektrode befinden sich 3 Meßkathoden auf einem kleinen Meßareal. Zu jeder Kathode gehört ein polarographischer Meßkreis. Bei den methodischen Untersuchungen auf der Haut zeigte sich, daß zwar fast immer ein gleichsinniger Verlauf der Einzelsignale erfolgte, die $tcpO_2$-Werte jedoch in der Regel unterschiedlich waren. Bei Änderungen des arteriellen Sauerstoffdruckes konnten sich die Unterschiede vergrößern oder auch verkleinern. Daher schien es sinnvoll, die Summe der Meßströme über einen Meßkreis zu führen. Vorteilhaft dabei ist, daß keine Meßinformation verlorengeht, die Genauigkeit gegenüber der drei-kanaligen Auswertung einer Schreiberaufzeichnung größer und der Auswertungsaufwand geringer ist.

5. Stabilität der Eichung

Die Drift ist ein Maß für die Stabilität der Eichkurve, wobei entweder die Änderung der Empfindlichkeit oder die Änderung des Diffusionsgrenzstromes bei einem bestimmten Eichgas bestimmt werden kann. Bei der $tcpO_2$-Messung muß zwischen den in vitro- und der in vivo-Drift unterschieden werden. Der für die in vitro-Drift gefundene Wert von 1,3% pro Stunde für den Diffusionsgrenzstrom bei Lufteichung liegt in der Größe des von CLARK und SACHS (1967) mit weniger als 1% pro Stunde angegebenen Wertes. Mit stabilisierten Ganzglaselektroden wurden von anderen Autoren noch kleinere Driften angegeben (GLEICHMANN und LÜBBERS, 1960; CHARLTON, 1961). Beim in vitro-Betrieb war die Drift erheblich größer. Hierfür dürfte die diskutierte Variabilität in der Anlage der relativ großflächigen Elektrodenmembran an die Elektrodenoberfläche verantwortlich sein (s. o.). Dafür spricht auch, daß im Mittel bei ca. 30-minütiger Hautmessung eine Drift von ca. 15% pro Stunde errechnet wurde. Bei ununterbrochener mehrstündiger Messung auf der Haut war die Drift kleiner als 5% pro Stunde. Nach ca. 30-minütiger Messung scheint eine dem Auflagedruck der Elektrode entsprechende, stationäre

Anlage der Membranen an der Elektrodenoberfläche einzutreten, die sich später nur noch unwesentlich verändert. Für Langzeitmessungen empfiehlt es sich daher, nach einer Meßzeit von ca. 30 min eine Nacheichung durchzuführen und erst dann eine ununterbrochene, mehrstündige Messung anzuschließen.

6. Einfluß halogenierter Kohlenwasserstoffe

Halogenierte Kohlenwasserstoffe können die polarographische Sauerstoffmessung beeinflussen (KOLTHOFF und LINGANE, 1952; SEVERINGHAUS et al., 1971). Es wurde daher geprüft, ob die häufig verwendeten Anaesthetica Halothan und Enflurane eine konzentrationsabhängige Veränderung der $tcpO_2$-Eichkurve bewirken. Enflurane, ein halogenierter Äther, zeigte im geprüften Konzentrationsbereich keinen Einfluß auf den Reststrom und den Diffusionsgrenzstrom, während Halothan mit steigender Konzentration zu einer erheblichen, linearen Zunahme des Reststromes und des Diffusionsgrenzstromes führte. Die Sauerstoffempfindlichkeit nahm hierbei geringfügig ab. Diese Veränderungen waren völlig reversibel. Der Halothan-Auswaschvorgang im halothanfrei mit Luft tonometrierten Eichgefäß benötigte jedoch ca. 50 min. Die erhobenen Befunde stimmen weitgehend mit den von SEVERINGHAUS et al. (1971) beschriebenen Ergebnissen überein. Eine Zunahme der Sauerstoffempfindlichkeit mit zunehmender Halothankonzentration konnte jedoch für die $tcpO_2$-Elektrode nicht bestätigt werden. Wie durch Vergleich der $tcpO_2$-Eichung nach Halothannarkosen und nach Neuroleptanaesthesien gezeigt werden konnte, war ein spezifischer Einfluß von Halothan auf die $tcpO_2$-Eichung in vivo nicht vorhanden. Möglicherweise stellt die Epidermis für Halothan eine Diffusionsbarriere dar.

7. Elektrische Störungen

Die $tcpO_2$-Messung ist wie jede polarographische Meßmethode empfindlich gegen Stromunterbrechungen. Eine Stromunterbrechung im Sekunden- bis Minutenbereich bedingt nicht nur eine mehrere Minuten andauernde, instabile Messung nach Art eines Polarisationsvorganges sondern auch eine geringgradige, bleibende Erhöhung des Diffusionsgrenzstromes. Der Betrieb des $tcpO_2$-Analysators über einen batteriegespeisten Wechselrichter hat sich daher bei den klinischen Messungen sehr bewährt. Bei der Anwendung der Hochfrequenzchirurgie wurden unterschiedlich ausgeprägte Störungen beobachtet. Kleine und kurzzeitige Signalauslenkungen durch Hochfrequenzeinstreuung hatten keinen bleibenden Einfluß auf die Messung. Längerdauernde Störungen mit großer Amplitude führten ähnlich wie eine Stromunterbrechung zu einer einige Minuten andauernden, instabilen Messung mit asymptotischem Verlauf an das vorangehende $tcpO_2$-Signal. Eine Vergrößerung der Potentialdifferenz zwischen Silber/Silberchlorid-Anode und Platinkathode oder eine Störung der Polarisationsschicht auf der Platinkathode könnten die instabile Meßphase nach Hochfrequenzeinstreuung erklären. Durch rasche Bewegungen des Elektrodenkabels kam es bei einigen Elektroden zu kurzen Auslenkungen des

Meßsignals, die völlig reversibel und lediglich auf die Zeit der Bewegung beschränkt waren. Da der $tcpO_2$-Meßkreis hochohmig ist (Gigaohmbereich) und zwischen den durch Elektrodenkabel geführten Meßdrähten eine Potentialdifferenz von 0,85 Volt besteht, könnten dies Bewegungsartefakte durch kapazitive Änderungen der Meßleitung erklärt werden.

8. Hautmeßstelle und $tcpO_2$

Der $tcpO_2$-Wert kann bei demselben Individuum und bei konstantem arteriellem Sauerstoffdruck von Hautstelle zu Hautstelle um ca. 30% variieren. In der Regel war der $tcpO_2$-Wert niedriger als der arterielle Sauerstoffdruck. Es wurde daher versucht, Kriterien für eine geeignete Hautstelle aus dem Verlauf des $tcpO_2$ und des Heizleistungssignals der $tcpO_2$-Elektrode während der Hyperämisierungsphase abzuleiten. Ein Zusammenhang zwischen der Größe des stationären $tcpO_2$ und den Charakteristika der genannten Signalverläufe konnte nicht hergestellt werden. Bei der Bewertung muß berücksichtigt werden, daß eine Beeinflussung desselben durch ein Gewebevolumen von mehreren hundert Kubikmillimetern möglich ist (MÜLLER-SCHAUENBURG und BETZ, 1969), während der Einzugsbereich von Platinmikrokathoden in der Größenordnung von einem Tausendstel Kubikmillimeter liegt (GRUNEWALD, 1966). Somit besteht zwischen den beiden Einzugsbereichen ein Unterschied von mehreren Zehnerpotenzen, was einen unmittelbaren Zusammenhang zwischen $tcpO_2$ und Heizleistungssignal unwahrscheinlich macht. Der Einfluß der Hauttemperatur auf das $tcpO_2$-Signal war äußerst gering, wobei mit einer Abnahme der Temperatur auch eine Abnahme des $tcpO_2$-Signals verbunden war. Bei Beginn einer drastischen Abkühlung kam es zu einem vorübergehenden Anstieg des $tcpO_2$-Signales, welcher mit einer reflektorischen Erhöhung der lokalen Durchblutung zusammenhängen könnte. Es bestand eine systematische Abhängigkeit zwischen $tcpO_2$-Signal und der Lage der Meßstelle zur Vorhofebene. Unterhalb derselben wurden signifikant höhere Werte gemessen als oberhalb. Die mit der Lageveränderung verbundene hydrostatische Veränderung des lokalen Perfusionsdruckes könnte in Verbindung mit der noch zu diskutierenden Blutdruckabhängigkeit der $tcpO_2$-Messung diese Befunde erklären.

II. Klinische Untersuchungen

1. Intravenöse Narkose

a) Ketamine. Ketamine hat in der üblichen Dosierung von 2 mg/kg KG keinen wesentlichen Einfluß auf das respiratorische System, wenn eine langsame Injektionsgeschwindigkeit gewählt wird. Vorübergehend kann es jedoch in Abhängigkeit vom Alter des Patienten und von der Prämedikationsdosis zu Atmungsunregelmäßigkeit und zu einem Abfall der arteriellen Sauerstoffsättigung bzw. des arteriellen Sauerstoffdruckes kommen (DOMINO et al., 1965; ROLLY, 1969; O'NEIL et al., 1972). In einer vergleichenden

Studie über die Wirkung von Ketamine zur Prämedikation mit Pentobarbital bzw. Dehydrobenzperidol (DHB) intramuskulär bei Kindern wurde für beide Gruppen ein gleichartiger Verlauf des $tcpO_2$ gefunden. Ein $tcpO_2$-Minimum, welches ca. 2 min nach der Ketamingabe auftrat, war gegenüber dem Ausgangswert nicht signifikant erniedrigt. Innerhalb von ca. 10 min nach der Ketamingabe waren die $tcpO_2$-Werte wieder im Bereich der Ausgangswerte, die Blutgase lagen im Normbereich. Der in der Pentobarbitalgruppe gegenüber der DHB-Gruppe erhöht gefundene arterielle pO_2 entsprach dem in dieser Gruppe ebenfalls erhöhten $tcpO_2$. Die Differenz zwischen arteriellem pO_2 und $tcpO_2$ war in beiden Gruppen nahezu gleich (10,7 und 9,1 Torr). Bei einer weiteren Gruppe, die kurz vor der Ketamingabe DHB intravenös bekommen hatte, war das $tcpO_2$-Minimum 2 min nach Ketamine gegenüber dem Ausgangswert signifikant erniedrigt. Diese Ergebnisse stehen im Einklang mit denen von PODLESCH (1969), die einen Abfall des Atemminutenvolumens nach Ketamingabe beobachtete. Das Minimum dieses Abfalles lag bei ca. 2 min. Nach repetitiven Ketamingaben wurde bei einem Säugling ein intraoperativer Atemstillstand beobachtet, so daß der Eingriff in einer Halothannarkose beendet wurde. Postoperativ entwickelte sich ein ausgeprägter Bronchospasmus. In dieser Phase konnten die raschen Änderungen des arteriellen pO_2 mit der $tcpO_2$-Messung verfolgt werden, wobei der Zeitpunkt der Extubation und der Beendigung der Sauerstoffgabe über die Maske unter anderem vom Verlauf des $tcpO_2$ abhängig gemacht wurden.

<u>b) Etomidate und Fentanyl.</u> Das Hypnotikum Etomidate zeichnet sich durch fehlende Histaminfreisetzung (DOENICKE et al., 1973a), eine nur geringe Hemmung der mitochondrialen Atmung (GÖTZ, 1974), eine geringgradig negativ inotrope Wirkung am Herzen (HEMPELMANN et al., 1974; DOENICKE et al., 1974; BRÜCKNER et al., 1974) sowie eine spezifisch coronardilatierende Wirkung (KETTLER et al., 1974) aus. Es eignet sich daher besonders zur Narkoseeinleitung bei myokardial geschädigten Patienten. Über das Verhalten der Blutgase unter Etomidate liegen unterschiedliche Ergebnisse vor. Es wurde sowohl ein geringgradiger Anstieg (DOENICKE et al., 1973b) als auch ein deutlicher Abfall des arteriellen pO_2 beobachtet (HEMPELMANN et al., 1974). Da Etomidate keine analgetische Wirkung hat, ist es als Mononarkotikum nur bedingt geeignet. In diesem Zusammenhang wurde geprüft, wie sich der arterielle pO_2 und der $tcpO_2$ bei der Narkoseeinleitung mit Etomidate und Fentanyl verhält. Nach der intravenösen Gabe von Etomidate und Fentanyl kam es unter Spontanatmung von Raumluft nach ca. 1 min zu einem mehr oder weniger großen Abfall des arteriellen pO_2 und des $tcpO_2$. Nach 5 - 6 min war im Mittel ein pO_2-Minimum beider Meßgrößen erreicht. Arterieller pO_2 und $tcpO_2$ verhielten sich grundsätzlich gleichsinnig, wobei die $tcpO_2$-Werte immer niedriger als die arteriellen pO_2-Werte waren. Bei einigen Patienten fiel auf, daß die Änderung der pO_2-Werte zu den Änderungen des arteriellen mittleren Blutdruckes parallel verliefen. Bei jedem Patienten bestand eine signifikante Korrelation zwischen $tcpO_2$ und arteriellem pO_2, wobei die Steilheit der Regressionsgeraden von Patient zu Patient nur geringfügig variierte. Diese betrug 0,80 - 0,85 und war damit deutlich kleiner als 1. Der Schnittpunkt der Regressionsgeraden mit der Achse des

arteriellen pO_2 war variabel, aber immer im positiven Bereich. Daraus kann abgeleitet werden, daß bei arteriellen pO_2-Werten von 50 - 75 Torr eine Änderung des arteriellen pO_2 durch eine zahlenmäßig größere $tcpO_2$-Änderung reflektiert wurde, der arterielle pO_2-Wert jedoch durch den $tcpO_2$-Wert immer individuell verschieden stark unterschätzt wurde.

2. Einleitung zur Inhalationsnarkose

Bei der Narkoseeinleitung zur Halothan- und Neuroleptanaesthesie konnten zwischen den $tcpO_2$-Verläufen beider Meßserien keine wesentlichen Unterschiede gefunden werden. Unter Sauerstoff-Lachgas-Atmung stieg der $tcpO_2$ bei einem inspiratorischen pO_2 von ca. 250 Torr maximal um ca. 65 Torr (NLA) bzw. 54 Torr (Halothan) an. Unter assistierter und nachfolgend kontrollierter Beatmung fiel der $tcpO_2$ in beiden Gruppen signifikant gegenüber dem $tcpO_2$-Maximum ab. Bei einigen Patienten war bereits vor Beginn der assistierten Beatmung ein $tcpO_2$-Abfall zu erkennen. HEMPELMANN et al. (1972b) machte die gleiche Beobachtung mit Hilfe der fortlaufenden Messung des arteriellen pO_2 während der Narkoseeinleitung zur NLA. Sie interpretierten diesen frühzeitigen pO_2-Abfall als Folge einer beginnenden Atemdepression durch zuvor appliziertes Fentanyl. Bei den hier beschriebenen Untersuchungen war jedoch Fentanyl (NLA) bzw. Thiopental (Halothan) zum Teil erst nach dem Erreichen des $tcpO_2$-Maximums gegeben worden. Eine andere Erklärung für dieses Phänomen ist ein vorübergehender, über den nach der Alveolarluftformel errechenbaren Anstieg hinausgehender Anstieg des alveolären pO_2 durch Lachgasdiffusion. Da der Blut-Gas-Verteilungsquotient für Lachgas ca. 35 mal größer ist als für Stickstoff, kommt es zu Beginn einer Sauerstoff-Lachgasbeatmung zu einer raschen Einwaschung von Lachgas, ohne daß dieser Volumenverlust durch ausgewaschenen Stickstoff ersetzt werden könnte. Die Folge ist ein Anstieg der alveolären Sauerstoffkonzentration und damit des alveolären Sauerstoffpartialdruckes (SHAH et al., 1971; SCHUH, 1975). Bei der Narkoseausleitung nach einer Sauerstoff-Lachgasbeatmung führt die Umkehrung dieses Effektes zu einem vermehrten Lachgasstrom in die Alveolarluft, so daß es zur sogenannten Diffusionshypoxie kommen kann (RACKOW et al., 1961; SELIM et al., 1970; SHEFFER et al., 1972). In der stationären Phase der kontrollierten Beatmung nach Intubation war der $tcpO_2$ gegenüber dem vorangehenden $tcpO_2$-Maximum um 28 Torr (NLA) bzw. 17 Torr (Halothan) in beiden Gruppen signifikant abgefallen. In dieser Phase lag der arterielle pO_2 in beiden Gruppen zwischen 140 und 150 Torr, wobei die Differenz zwischen arteriellem pO_2 und $tcpO_2$ 34 Torr (NLA) bzw. 37 Torr (Halothan) betrug. Der in einigen Fällen beobachtete kontinuierliche Abfall des $tcpO_2$ während der NLA-Einleitung ist am ehesten durch das Auftreten eines "starren Thorax" infolge Muskelrigidität zu erklären (CORSSEN et al., 1964, FERRARI u. STEPHEN, 1966).

3. Intraoperative Messungen

a) Abdominalchirurgie. Bei bauchchirurgischen Eingriffen war innerhalb der ersten 30 min eine geringe Abnahme des $tcpO_2$ zu beobachten, die auf eine Zunahme des intrapulmonalen Shunts (FRUMIN et al., 1959, BERGMAN, 1967, VOIGT u. WEITZSÄCKER, 1975) zurückzuführen sein könnte. Bei Oberbaucheingriffen wurden in zwei Fällen starke $tcpO_2$-Schwankungen beobachtet, die möglicherweise mit einem reversiblen Unterschreiten des "closing volume" erklärt werden könnten (POTGIETER, 1959; OKINAKA, 1965; TICE et al., 1968). Die Erhöhung des endexspiratorischen Beatmungsdruckes (PEEP) bedingte nur selten einen Anstieg des $tcpO_2$. In der Regel kam es nur durch Änderungen des inspiratorischen Sauerstoffpartialdruckes oder durch Blutdruckabfall aus dem normo- in den hypotonen Bereich und umgekehrt zu Änderungen des $tcpO_2$. Die Gabe von Theophyllinderivaten führte bei einem nicht hypovolämisch bedingten Blutdruckabfall zu einem gleichzeitigen Blutdruck- und $tcpO_2$-Anstieg. Bei hämorrhagisch bedingtem Blutdruckabfall war die Abhängigkeit der $tcpO_2$-Messung vom Blutdruck besonders deutlich.

Eine mit den intraoperativ gemessenen Werten des $tcpO_2$ und paO_2 durchgeführte Analyse ergab eine Regressionsgerade, deren Steigung nur unwesentlich von 1 verschieden war. Die systematische Unterschätzung des arteriellen pO_2 aus dem $tcpO_2$ lag bei ca. 28 Torr. Die Streuung der Werte im Bereich von 100 - 200 Torr war erheblich. HUCH u. HUCH (1974) fanden eine sehr ähnliche Beziehung zwischen $tcpO_2$ und paO_2 bei Messungen während gynäkologischer Eingriffe.

b) Neurochirurgie. Bei den $tcpO_2$-Messungen in der Neurochirurgie zeigte sich, daß die untere Extremität für quantitative Messungen nicht sehr geeignet war. Eine entsprechende Analyse ergab eine Regressionsgerade, die zu höheren arteriellen pO_2-Werten hin verschoben war, so daß eine erhebliche Unterschätzung des paO_2 aus dem $tcpO_2$ die Folge war. Die Streuung der Werte war deutlich größer als bei den übrigen Untersuchungen. Eine Blutdruckabhängigkeit der $tcpO_2$-Werte wurde auch bei dieser Meßlokalisation beobachtet.

c) Kardiochirurgie. Fortlaufende Messungen des paO_2 während des extrakorporalen Kreislaufes wurden bereits mit pO_2-Durchflußelektroden vorgenommen (HEMPELMANN et al., 1974). Mit Hilfe der gleichzeitigen Messung von $tcpO_2$, paO_2 und arteriellem Blutdruck konnte die gefundene Abhängigkeit des $tcpO_2$ vom arteriellen Blutdruck näher untersucht werden. Bei normotonem Blutdruck war stets ein gleichsinniger Verlauf von $tcpO_2$ und paO_2 gegeben, wobei der $tcpO_2$-Wert niedriger als der paO_2-Wert war. Die Durchflußmessung und die transcutane Messung zeigten Änderungen des paO_2 nahezu gleichzeitig an, da beide Messungen eine methodisch bedingte Anzeigelatenz von ca. 20 s hatten. Fiel der arterielle Mitteldruck bzw. der Perfusionsdruck unter 100 mmHg ab, so folgte der $tcpO_2$ den Änderungen des Perfusionsdruckes, wenn der paO_2 im wesentlichen konstant blieb. Bei Perfusionsdrucken unter 30 mmHg war der $tcpO_2$ auch bei sehr hohen paO_2-Werten nur noch wenig von Null verschieden. Mit abnehmendem Perfusionsdruck nahm die Streuung der $tcpO_2$-Werte erheblich zu. Die Regressionsgerade verschob sich mit abnehmenden Perfusionsdrucken zunehmend zu höheren paO_2-Werten hin. In einigen Fällen ergab die Beziehung zwischen Blutdruck und $tcpO_2$ bei konstantem paO_2 eine lineare Beziehung, in anderen schien keine Beziehung zum Blutdruck zu bestehen. Diese Diskrepanz könnte damit zusammenhängen, daß bei erniedrigtem Perfusionsdruck viele Hautkapillaren trotz lokaler Hyperthermie nicht durchblutet sind. Da die $tcpO_2$-Messung sehr punktuell ist, wäre das eine oder das andere Ergebnis durch die Zufälligkeit der Meßstelle zu erklären.

4. Postoperative Antagonisierung hoher Fentanyldosen

HEISTERKAMP und COHEN (1974) schlugen eine individuelle Titrierung intraoperativ gegebener Fentanyldosen mit Naloxon vor, da die Abbaurate von Fentanyl und Naloxon individuell sehr unterschiedlich ist. Eine solche Titrierung setzt jedoch voraus, daß eine Kontrolle des Antagonisierungsgrades möglich ist. Wie ECKENHOFF und OESCH (1960) zeigten, läßt weder die Atemfrequenz noch das Atemminutenvolumen einen hinreichenden Rückschluß auf die arterielle Kohlensäurespannung zu. Über die Alveolarluftformel besteht jedoch bei konstantem inspiratorischem Sauerstoffpartialdruck sowie konstanter alveolo-arterieller Sauerstoffdruckdifferenz ein unmittelbarer Zusammenhang zwischen paO_2 und alveolärem (= arteriellem) pCO_2. Zur Überwachung der Antagonisierung von Fentanyl durch Naloxon wurde daher neben der Blutgasanalyse die kontinuierliche $tcpO_2$-Messung verwendet. Bezüglich der Wirkungsdauer von Naloxon stimmen die gefundenen Ergebnisse mit denen von EVANS et al. (1974) weitgehend überein. Sie fanden eine prompte Wirkung von intravenös gegebenem Naloxon, die jedoch nach 10 - 15 min deutlich nachließ, so daß in der Regel eine weitere Naloxondosis notwendig wurde. Die $tcpO_2$-Methode gestattete eine mehrstündige Überwachung des Patienten, so daß eine erneute Atemdepression durch Nachlassen der Naloxonwirkung an einem Abfall des $tcpO_2$-Signals erkannt werden konnte. Die für die Antagonisierung notwendige Gesamtdosis von Naloxon war bei den einzelnen Patienten trotz eines einheitlichen Dosierungsschemas der intraoperativen Fentanylgabe sehr unterschiedlich. Eine Regressionsanalyse der bei dieser Untersuchung gemessenen transkutanen und arteriellen pO_2-Werte ergab eine Gerade, die bei 36 Torr die paO_2-Achse und bei ca. 90 Torr die Identitätslinie schnitt. Somit war bei sehr niedrigen $tcpO_2$-Werten eine deutliche Unterschätzung der paO_2-Werte gegeben, während eine bestimmte $tcpO_2$-Differenz in diesem Bereich einer kleineren paO_2-Differenz entsprach. Diese gegenüber dem paO_2 gesteigerte Empfindlichkeit der $tcpO_2$-Messung könnte mit der durch die lokale Hyperthermie bedingten Verschiebung der Sauerstoffbindungskurve des Hämoglobins erklärt werden.

5. Verhalten des $tcpO_2$ nach inspiratorischem Sauerstoffsprung

Nach einem inspiratorischen Sauerstoffsprung im Hyperoxiebereich (THEWS u. SCHMIDT, 1965) zeigten sich sowohl bei lungengesunden Probanden als auch bei einer älteren Patientin mit mehr als altersentsprechendem Lungenemphysem große Unterschiede der logarithmisch dargestellten Kurvenverläufe von $tcpO_2$ und paO_2. Die paO_2-Kurven verliefen sowohl nach einem inspiratorischen Sauerstoffsprung von einem niedrigen zu einem hohen Sauerstoffgemisch als auch umgekehrt nahezu identisch, was theoretisch auch zu erwarten ist. Die zugehörigen $tcpO_2$-Kurven verliefen insgesamt flacher und differierten bei demselben Patienten je nach der Richtung des Sauerstoffsprunges. Die Sauerstoffauswaschkurven der $tcpO_2$-Messung waren immer steiler als die -einwaschkurven. Innerhalb der ersten Minute verliefen die $tcpO_2$-Kurven in der logarithmischen Darstellung gekrümmt, später annähernd linear. Bei einer Patientin mit Lungenemphysem wurde der abgewinkelte (also mehrkompartimentelle) Verlauf der paO_2-Kurve von den Verläufen des $tcpO_2$ nicht wiedergegeben. Die Ergebnisse lassen den Schluß zu, daß aus dem Verlauf des $tcpO_2$ nach dem inspiratorischen Sauerstoffsprung im Hyperoxiebereich nicht auf den Verlauf des paO_2 rückgeschlossen werden kann. Der initial gekrümmte Kurvenverlauf des $tcpO_2$ könnte mit der Membranwirkung der Epidermis erklärt werden. Für die je nach Richtung des Sauerstoffsprunges verschiedenen Verläufe des $tcpO_2$ ist möglicherweise der Sauerstoffverbrauch der Epidermis und die limitierte Durchblutung der Hautmeßstelle verantwortlich. Würde zum Beispiel nach dem Erreichen einer stationären $tcpO_2$-Anzeige bei Atmung eines hyperoxischen Sauerstoffgemisches die Hautdurchblutung plötzlich unterbrochen, so fiele der $tcpO_2$ infolge der Gewebeatmung und des Sauerstoffeigenverbrauches der $tcpO_2$-Elektrode ab. Bei einem inspiratorischen Sauerstoffsprung von einem hohen zu einem niedrigeren Sauerstoffgehalt überlagern sich somit der arterielle Auswaschvorgang und die Gewebeatmung in der gleichen Richtung, was den steileren Verlauf dieser Kurve erklären würde.

E. SCHLUSSFOLGERUNGEN

Die transcutane Sauerstoffmessung erlaubt es, Änderungen des arteriellen Sauerstoffpartialdruckes mit einer für klinische Zwekke ausreichend kurzen Latenz zu verfolgen. Der arterielle Sauerstoffpartialdruck wird hierbei in der Regel mehr oder weniger unterschätzt. Als besonders geeignete Lokalisation für die transcutane Messung hat sich das infraclaviculär gelegene Hautareal erwiesen. Die transcutanen Sauerstoffpartialdruckwerte weisen eine Streuung von 20 - 30% auf, so daß bei der quantitativen Beurteilung eine Kombination von punktuellen Blutgasanalysen (z. B. capilläre Sauerstoffpartialdruckbestimmung aus dem hyperämisierten Ohrläppchen) und fortlaufender transcutaner Sauerstoffpartialdruckmessung zu empfehlen ist. Bei plötzlichen Änderungen des arteriellen Sauerstoffpartialdruckes kann von dem transcutanen Sauerstoffpartialdruckverlauf nicht mit ausreichender Genauigkeit auf den arteriellen Sauerstoffdruckverlauf geschlossen werden. Da im hypotonen Blutdruckbereich der transcutane Sauerstoffpartialdruck stark blutdruckabhängig ist, ist eine Zuordnung von transcutanem und arteriellem Sauerstoffpartialdruck nur bei normotonen Kreislaufverhältnissen sinnvoll.

F. ZUSAMMENFASSUNG

Eine Vielzahl von Faktoren kann bei der Narkose zu einer Hypoxiegefährdung führen, deren Erkennung aus klinischen Zeichen meist unsicher ist. Die genaue Bestimmung der Blutgase ist immer mit einer Punktion oder Kanülierung von arteriellen Gefäßen verbunden. Ferner werden Blutgasanalysen im klinischen Routinebetrieb nur punktuell durchgeführt, so daß die zeitlichen Änderungen dieser Meßgrößen nur unzureichend erfaßt werden können. Die neue Methode der transcutanen Sauerstoffmessung gestattet es, Änderungen des arteriellen Sauerstoffpartialdruckes nicht-invasiv und kontinuierlich zu verfolgen. Ziel dieser Arbeit war es, die bei der Anwendung der Methode auftretenden Probleme und Fragen methodisch abzuklären sowie die Beziehung zwischen transcutanem und arteriellem Sauerstoffpartialdruck bei verschiedenen Anaesthesiemethoden und in den verschiedenen Phasen des Narkoseablaufes zu prüfen.

Die methodischen Untersuchungen ergaben, daß im klinischen Bereich eine ausreichend stabile Messung mit der transcutanen Methode möglich ist, wenn bei der Handhabung und der Aufbewahrung der Hautelektrode einige Empfehlungen beachtet werden. Als Meßstelle eignet sich insbesondere ein infraclaviculär gelegenes Hautareal, wobei je nach Meßstelle eine Streuung der Meßwerte von 20 - 30% zu beobachten war. Die haarfreien Hautstellen der unteren Extremität waren weniger zur Messung geeignet, da eine sehr variable, im Mittel jedoch erhebliche Unterschätzung des arteriellen Sauerstoffpartialdruckes in kauf genommen werden mußte. Wesentliche Störungen der Messung waren nur durch Unterbrechungen der Netzspannung und durch die Anwendung hochfrequenz-chirurgischer Geräte zu beobachten.

Bei normotonem Kreislauf waren Änderungen des inspiratorischen Sauerstoffpartialdruckes immer von gleichsinnigen Änderungen des transcutanen Sauerstoffpartialdruckes gefolgt. Eine Regressionsanalyse der transcutanen und arteriellen Wertepaare im Bereich von 50 - 500 Torr ergab eine hochsignifikante Korrelation zwischen beiden Größen. Die hieraus abgeleitete Regressionsgerade ist gegenüber der Identitätslinie geringfügig zu positiven arteriellen Sauerstoffpartialdrücken hin verschoben. Wurden für diese Analyse ausschließlich Wertepaare aus dem arteriellen Sauerstoffpartialdruckbereich von 50 - 100 Torr verwendet, so wurde bei niedrigen transcutanen Sauerstoffpartialdrücken der arterielle Sauerstoffpartialdruck erheblich unterschätzt. Die Regressionsgerade war hierbei gegenüber der Identitätslinie geneigt, so daß sich ein Schnittpunkt beider Geraden bei ca. 90 Torr ergab.

Bei Blutdruckabfällen aus dem normotonen Bereich kam es immer zu gleichsinnigen Abfällen des transcutanen Meßsignales. In einigen Fällen konnte eine lineare Beziehung zwischen mittlerem Blutdruck und transcutanem Sauerstoffpartialdruck nachgewiesen werden. Von den gebräuchlichen volatilen Anaesthetica hatte in vitro nur Halothan einen deutlichen Einfluß auf das Meßsignal. Bei den Messungen in Narkose konnte jedoch keine systematische Beeinflussung der Messung durch Halothananwendung festgestellt werden. Nach sprungartigen Änderungen des inspiratorischen Sauerstoffpartialdruckes im Hyperoxiebereich wurde je nach Richtung des Sauerstoffsprunges ein unterschiedlicher Verlauf des transcutanen Sauerstoffpartialdruckes beobachtet. Beim Auswaschvorgang war der Verlauf des transcutanen Sauerstoffpartialdruckes immer steiler als beim Einwaschvorgang. Die Steilheit des gleichzeitig gemessenen arteriellen Sauerstoffpartialdruckverlaufes wurde jedoch von keinem der beiden Verläufe erreicht.

Nachwort

Diese Arbeit wurde durch ein Habilitandenstipendium der Deutschen Forschungsgemeinschaft gefördert.

Herr Professor LÜBBERS, Dortmund, und Herr Professor HUCH, Marburg, stellten für die Durchführung der Messungen ein Leihgerät zur Verfügung. Herr Professor FREY unterstützte wesentlich die Durchführung der Arbeit, Herr Professor THEWS gab wertvolle Anregungen. Bei allen, die diese Arbeit unterstützt haben, möchte ich mich herzlich bedanken.

G. Literatur

ALEXANDER, J. I., SPENCE, A. A., PARIKH, R. K., STUART, B.: The role of airway closure in postoperative hypoxaemia. Birt. J. Anaesth. 45, 34 (1973).

ANTHONISEN, N. R., DANSON, J., ROBERTSON, P. C., et al.: Airway closure as a function of age. Resp. Physiol. 8, 58 (1969/70).

BARAKA, A.: The influence of carbon dioxide on neuromuscular block caused by tubocurarine chloride in the human subject. Brit. J. Anaesth. 36, 272 (1964).

BAUMBERGER, J. P., GOODFRIEND, R. B.: Determination of arterial oxygen tension in man by equilibration through intact skin. Fed. Proc. 10, 10 (1951).

BEECHER, H. K.: Effect of laparotomy on lung volume. Demonstration of a new type of pulmonary collapse. J. clin. Invest. 12, 651 (1933).

BENDIXEN, H. H., BULLWINKEL, B., HEDLEY-WHYTE, J., LAVER, M. B.: Atelectasis and shunting during spontaneous ventilation in anaesthetized patients. Anesthesiology 25, 297 (1964).

BERGMAN, N. A.: Components of the alveolar-arterial oxygen tension difference in anaesthetized man. Anesthesiology 28, 517 (1967).

BOBA, A., CINCOTTI, J. P., PIAZZA, T. E., LANDMESSER, M.: Effects of apnea, endotracheal suction, and oxygen insufflation, alone and in combination, upon arterial oxygen saturation in anesthetized patients: J. Lab. Clin. Med. 53, 680 (1959).

BRANTIGAN, J. W., GOTT, V. L., MARTZ, M. N.: Teflon membrane for measurement of blood and intramyocardial gas tension by mass spectroscopy. J. appl. Physiol. 32, 276 (1972).

BRÜCKNER, J. B., GETHMANN, J. W., PATSCHKE, D., et al.: Untersuchungen zur Wirkung von Etomidate auf den Kreislauf des Menschen. Anaesthesist 23, 322 (1974).

CHARLTON, G. A.: A microelectrode for determination of dissolved oxygen in tissue. J. appl. Physiol. 16, 729 (1961).

CLARK, L. C., WOLF, R., GRANGER, D., TAYLOR, Z.: Continuous recording of blood oxygen tension by polarography. J. appl. Physiol. 6, 189 (1953).

CLARK, L. C.: Monitor and control of blood and tissue oxygen tensions. Amer. Soc. for Art. Int. Organs 2, 41 (1956).

CLARK, L. C., SACHS, G.: Bioelectrodes for tissue metabolism. Annals for the N. Y. Acad. Sci. 148, 133 (1968).

COLE, J. S., WAYNE, E. M., CHEUNG, P. W., JOHNSON, C. C.: Clinical studies with a solid state fiberoptic oximeter. Amer. J. Cardiol. 29, 383 (1972).

COLGAN, F. J., WHANG, T. B.: Anesthesia and atelectasis. Anesthesiology 29, 917 (1968).

COMROE, J. H., BOTHELHO, S.: The unreliability of cyanosis in the recognition of arterial anoxemia. Amer. J. med. Sci. 214, 1 (1947).

CORSSEN, G., DOMINO, E. F., SWEET, R. B.: Neuroleptanalgesia and anesthesia. Anesth. Analg. 43, 748 (1964).

COUTURE, J., PICKEN, J. J., RUFF, F., et al.: Demonstration of airway closure and trapping of air in the recumbent position in normal and obese subjects. Ann. roy. Coll. Phys. Surg. Canada 3, 25 (1970).

CRAIG, D. B., WAHBA, W. M., DON, H. F., et al.: "Closing volume" and its relationship to gas exchange in seated and supine positions. J. appl. Physiol. 31, 717 (1971).
CUNNINGHAM, D. J. C., LLOYD, B. B. (eds.): Regulation of human respiration, 1. ed., p. 331. Oxford: Blackwell Scientific Publishing 1963.
DANNEEL, von H.: Über den durch diffundierende Gase hervorgerufenen Reststrom. Z. Elektrochem. 4, 227 (1897/98).
DAVIES, P. W., BRINK, F.: Microelectrodes for measuring local oxygen tension in animal tissue. Rev. sci. Instr. 13, 524 (1942).
DAVIES, P. W.: The oxygen cathode. Chapt. 3 in: Physical Techniques in Biological Research, Nastuk, W. L. (ed.). New York: Academic Press 1962.
DE CASTRO, J.: Sequentielle analgetische Anaesthesie unter Anwendung von Fentanyl-Naloxon oder Naloxon-Pentazocin. Symposion über Neuroleptanalgesie, Bremen 1974.
DENLINGER, J. K., KALLOS, T., MARSHALL, B. E.: Pulmonary blood flow distribution in man anesthetized in the lateral position. Anest. Analg. 51, 260 (1972).
DIAMENT, M. L., PALMER, K. N. V.: Venous/arterial pulmonary shunting as the principal cause of postoperative hypoxaemia. Lancet 1, 15 (1967).
DOENICKE, A., LORENZ, W., BEIGL, R., et al.: Histamine release after intravenous application of shortacting hypnotics. Brit. J. Anaesth. 45, 1097 (1973a).
DOENICKE, A., WAGNER, E., BEETZ, K. H.: Blutgasanalysen (arteriell) nach drei kurzwirkenden i. v. Hypnotica. Anaesthesist 22, 353 (1973b).
DOENICKE, A., KUGLER, J., PENZEL, G., et al.: Hirnfunktion und Toleranzbreite nach Etomidate, einem neuen barbituratfreien i. v. applizierbaren Hypnotikum. Anaesthesist 22, 357 (1973c).
DOENICKE, A., GABANYI, D., LEMEE, H., SCHÜRK-BULICH, M.: Kreislaufverhalten und Myokardfunktion nach drei kurzwirkenden i. v. Hypnotica Etomidate, Propanidid, Methohexital. Anaesthesist 23, 108 (1974).
DOMINO, E. F., CHODOFF, P., CORSSEN, G.: Pharmacologic effects of CI-581. A new dissociative anesthetic in man. J. clin. Pharmac. Ther. 6, 279 (1965).
DON, H. F., WAHBA, M., CUADRADO, L., KELKAR, K.: The effects of anesthesia and 100% oxygen on the functional residual capacity of the lungs. Anesthesiology 32, 521 (1970).
DON, H. F., CRAIG, D. B., WAHBA, W. M., et al.: The measurement of trapped gas in the lungs at functional residual capacity and the effect of posture. Anesthesiology 35, 582 (1971).
DON, H. F., WAHBA, W. M., CRAIG, D. B.: Airway closure, gas trapping, and the functional residual capacity during anesthesia. Anesthesiology 36, 533 (1972).
DOWNES, J. J., WISLON J. F., GOODSON, D.: Apnea, suction, and hyperventilation: effect on arterial oxygen saturation. Anesthesiology 22, 29 (1961).
EBERHARD, P., HAMMACHER, K., MINDT, W.: Methode zur kutanen Messung des Sauerstoffpartialdruckes. Biomed. Tech. 18, 216 (1973).
ECKENHOFF, J. E., OESCH, S. R.: The effects of narcotics and antagonists upon the respiration and circulation in man. J. Pharmacol. exp. Ther. 1, 483 (1960).
ELLISON, L. T., DUKE, J. F., STRICKLAND, G. W., ELLISON, R. G.: Oxygen requirements in the early postoperative period (48 hours): ventilation and respiratory exchange. Ann. Surg. 163, 559 (1966).
ERDMANN, W., KUNKE, S.: Changes of oxygen supply to the tissue following intravenous application of anesthetic drugs. In: Oxygen Transport to Tissue. BICHER, H. I., and BRULEY, D. F. (eds.), p. 261. New York: Plenum Publishing 1973.

EVANS, J. M., HOGG, M. I. J., NUNN, J. N., ROSEN, M.: Degree and duration of reversal by naloxone of effects of morphine in conscious subjects. Brit. med. J. 2, 589 (1974).

EVANS, N. T. S., NAYLOR, P. F. D.: The systematic oxygen supply to the surface of human skin. Resp. Physiol. 3, 21 (1967).

EVERS, W., RACZ, G. B., LEVY, A. A.: A comparative study of plastic (polypropylene) and glass syringes in blood gas analysis. Anest. Analg. 51, 92 (1972).

FABEL, H.: Die fortlaufende Messung des arteriellen Sauerstoffdruckes beim Menschen. Arch. Kreislaufforsch. 57, 145 (1968).

FAHRI, L. E., RAHN, H.: Theoretical analysis of the alveolar-arterial O_2 difference with special reference to the distribution effect. J. appl. Physiol. 7, 699 (1955).

FATT, I.: An ultramicro oxygen electrode. J. appl. Physiol. 19, 326 (1964).

FERRARI, H. A., STEPHEN, C. R.: Neuroleptanalgesia - pharmacology and clinical experience with Droperidol and Fentanyl. S. med. J. 59, 815 (1966).

FINK, R., CARPENTER, S. L., HOLADAY, D. A.: Diffusion anoxia during recovery from nitrous oxide-oxygen anesthesia. Fed. Proc. 13, 354 (1954).

FINLEY, T. N., LENFANT, C., HAAB, P., et al.: Venous admixture in the pulmonary circulation of anesthetized dogs. J. appl. Physiol. 15, 418 (1960).

FREY, R.: Vergleichende Untersuchung der muskelerschlaffenden Mittel. Habilitationsschrift, Heidelberg, 41 (1952).

FRIESEN, W. O., McILLROY, M. B.: Rapidly responding oxygen electrode for respiratory gas sampling. J. appl. Physiol. 29, 258 (1970).

FRUMIN, M. J., BERGMANN, N. A., HOLADAY, D. A., et al.: Alveolar-arterial oxygen differences during artificial respiration in man. J. appl. Physiol. 14, 694 (1959).

FRUMIN, M. J., EDELIST, G.: Diffusion anoxia: a critical reapprasal. Anesthesiology 31, 243 (1969).

GEORG, J., HORNUM, I., MELLEMGAARD, K.: The mechanism of hypoxaemia after laparotomy. Thorax 22, 382 (1967).

GLEICHMANN, U., LÜBBERS, D. W.: Die Messung des Sauerstoffdruckes in Gasen und Flüssigkeiten mit der Pt-Elektrode unter besonderer Berücksichtigung der Messung im Blut. Pflügers Arch. ges. Physiol. 271, 431 (1960).

GÖTZ, E.: Wirkungen von Fentanyl, Droperidol und Etomidate auf Sauerstoffverbrauch und Gluconeogenese in der isolierten perfundierten Leber. Anaesthesist 23, 331 (1974).

GROTE, J.: Atemgas-pH-Nomogramme für das menschliche Blut bei verschiedenen Temperaturen. In: Nomogramme zum Säure-Basen-Status des Blutes und zum Atemgastransport . THEWS, G. (ed.): Anaesthesiologie und Wiederbelebung, Band 53, S. 54. Berlin-Heidelberg-New York: Springer Verlag 1971.

GRUNEWALD, W.: Zur Theorie der Ausgleichsvorgänge an Pt-Elektroden und ihre mathematischen Grundlagen. Dissertation, Marburg (1966).

GRUNEWALD, W.: Diffusion error and O_2 consumption of the Pt-Electrode during pO_2-measurements in the steady state. Pflügers Arch. ges. Physiol. 271, 431 (1970).

GRUNEWALD, W.: Einstellzeit der Pt-Elektrode bei Messungen nicht-stationärer O_2-Partialdrücke. Pflügers Arch. ges. Physiol. 322, 109 (1971).

GUEDEL, A. E.: Inhalation Anaesthesia. A Fundamental Guide. Second Edition, p. 10. New York: The MacMillan Company 1952.

HARRIS, T. R., NUGENT, M.: Continuous arterial oxygen tension monitoring in the newborn infant. J. Pediat. 82, 929 (1973).

HARTH, O., THEWS, G.: Eine schnellanzeigende Platinelektrode zur fortlaufenden O_2-Analyse in der Atmungsluft. Pflügers Arch. ges. Physiol. 281, 100 (1964).

HEISTERKAMP, D. V., COHEN, P. J.: The use of naloxon to antagonize large dosis of opiates administered during nitrous oxide anesthesia. Anest. Analg. 53, 12 (1974).

HEMPELMANN, G., HEMPELMANN, W., HARTMANN, W., REICHELT, H.: Hypoxiegefahr während Propanididnarkosen. Anaesthesist 21, 40 (1972a).

HEMPELMANN, G., HARTMANN, W., FABEL, H.: Fortlaufende Sauerstoffpartialdruckmessung mit einer polarographischen Mikromethode während der NLA-Einleitung und -ausleitung. In: Neuroleptanalgesie, Part II, HENSCHEL, W. F. (ed.) p. 117: Stuttgart - New York: Schattauer Verlag 1972b.

HEMPELMANN, G., HEMPELMANN, W., PIEPENBROCK, S.: Vergleichende Untersuchungen über fortlaufende arterielle pO_2-Messungen und Kreislaufkontrollen bei Kurznarkosen mit CT 1341, Methohexital, Propanidid und Thiobarbiturat. Langebecks Arch. Klin. Chir., Suppl., 309 (1973).

HEMPELMANN, G., HEMPELMANN, W., PIEPENBROCK, S., et al.: Die Beeinflussung der Blutgase und Hämodynamik durch Etomidate bei myocardial vorgeschädigten Patienten. Anaesthesist 23, 423 (1974).

HENRY, W.: Experiments on the quantity of gases absorbed by water at different temperatures, and under different pressure. Phil. Trans. Roy. Soc. 93, 29 (1803).

HEYROVSKY, J.: Polarographisches Praktikum, Anleitung für die chemische Laboratoriumspraxis Bd. 4, 5. Berlin: Springer-Verlag 1948.

HOLLAND, J., MILIC-EMILI, J., MACKLEM, P. T., et al.: Regional distribution of pulmonary ventilation and perfusion in elderly subjects. J. clin. Invest. 47, 81 (1968).

HOLLEY, H. S., MILIC-EMILI, J., BECKLAKE, M. R., et al.: Regional distribution of pulmonary ventilation and perfusion in obesity. J. clin. Invest. 46, 475 (1967).

HUCH, A., HUCH, R., LÜBBERS, D. W.: Quantitative polarographische Sauerstoffdruckmessung auf der Kopfhaut des Neugeborenen. Arch. Gynäk. 207, 443 (1969).

HUCH, R., LÜBBERS, D. W., HUCH, A.: Quantitative continuous measurement of partial oxygen pressure on the skin of adults and newborn babies. Pflügers Arch. ges. Physiol. 337, 185 (1972).

HUCH, R., HUCH, A., LÜBBERS, D. W.: Transcutaneous measurement of blood pO_2 ($tcpO_2$) - Method and application in perinatal medicine. J. perinat. Med. 1, 183 (1973).

HUCH, R., HUCH, A.: Transcutane Überwachung des arteriellen pO_2 in der Anaesthesie. Einsatzfähigkeit der Methode am Beispiel von Kurznarkosen. Anaethesist 23, 181 (1974).

HUCH, A., HUCH, R.: Klinische und physiologische Aspekte der transcutanen Sauerstoffdruckmessung in der Perinatalmedizin. Z. Geburtsh. u. Perinat. 179, 235 (1975).

JOHNSON, C. C., PALM, R. D., STUART, D. C., et al.: A solid state fiber optics oximeter. J. Ass. Advanc. Med. Instr. 5, 77 (1971).

KAPANY, N. S., HARRISON, D. C., SILVERTRUST, N.: Fiber optics oximeter-densitometer for cardiovascular studies. Appl. Optics 6, 565 (1967).

KETTLER, D., SONNTAG, H., DONATH, U., et al.: Hämodynamik, Myokardmechanik, Sauerstoffbedarf und Sauerstoffversorgung des menschlichen Herzens unter Narkoseeinleitung mit Etomidate. Anaesthesist 23, 116 (1974).

KIMMICH, H. P., KREUZER, F.: Catheter pO_2 electrode with low flow dependency and fast response. Progr. Resp. Res. 3, 100 (1969).

KIMMICH, H. P., KREUZER, F., SPAAN, J. G., et al.: Monitoring of pO_2 in human blood. Oxygen transport to tissue, Mainz (1975), to be published.

KNUDSEN, J.: Duration of hypoxaemia after uncomplicated upper abdominal and thoraco-abdominal operations. Anaesthesist 25, 372 (1970).

KOEFF, S. T., TSOAO, M. V., VADNAY, A., et al.: Continuous measurement of intra-vascular oxygen tension in normal and adults. J. clin. Invest. 41, 1125 (1962).

KOLTHOFF, J. M., LINGANE, J. J.: Polarographie. Interscience Publishers, New York, London 1952.

KRELL, W.: Die polarographische Messung des Sauerstoffpartialdruckes mit Mikroelektroden. Untersuchung der methodischen Voraussetzungen für die Anwendung in vivo. Inaugural-Dissertation, Mainz (1972).

KREUZER, F., HARRIS, E. D., NESSLER, C. G.: A method for continuous recording in vivo of blood oxygen tension. J. appl. Physiol. 15, 77 (1960).

KUNZE, K., LÜBBERS, D. W., WINDISCH, E.: Die Messung des absoluten Sauerstoffdruckes mit der Kammer-Pt-Elektrode in beliebigen Medien, insbesondere im Blut und Gewebe. Pflügers Arch. ges. Physiol. 276, 415 (1963).

KWAN, M., FATT, I.: A noninvasive method of continouos arterial oxygen tension estimation from measured palpebral conjunctival oxygen tension. Anesthesiology 35, 309 (1971).

LAVER, B. L., SEIFEN, A.: Measurement of blood oxygen tension in anesthesia. Anesthesiology 26, 73 (1965).

LAWS, A. K.: Effects of induction of anaesthesia and muscle paralysis on functional residual capacity of the lungs. Canad. Anaesth. Soc. J. 15, 325 (1968).

LEBLANC, P., RUFF, F., MILIC-EMILI, J.: Effects of age and body position on "airway closure" in man. J. appl. Physiol. 28, 448 (1970).

LILJESTRAND, A.: Neural control of respiration. Physiol. Rev. 38, 691 (1958).

LÜBBERS, D. W., BAUMGÄRTL, H., FABEL, H., HUCH, A., KESSLER, M., KUNZE, K., RIEMANN, H., SEILER, D., SCHUCHARDT, S.: Principle of construction and application of various platinum electrodes. In: Oxygen pressure recording in gases, fluids and tissues. KREUZER, F. (ed.), Progress in Respiration Research, Vol. 3, p. 136. Basel: Karger 1969.

MANSELL, A., BRYAN, A. G., LEVISON, H.: Airway closure in children. Clin. Res. 18, 803 (1971).

MARSH, H. M., REHDER, K., SESSLER, A. D., et al.: Effects of mechanical ventilation, muscle paralysis, and posture on ventilation-perfusion relationships in anesthetized man. Anesthesiology 38, 59 (1973).

MARSHALL, B. E., COHEN, P. J., KLINGMAIER, C. H.: Pulmonary venous admixture before, during, and after halothane: oxygen anesthesia in man. J. appl. Physiol. 27, 653 (1969).

MEDRADO, V., STEPHEN, C. R.: Arterial blood gas studies during induction of anaesthesia and endotracheal intubation. Surg. Gynec. Obstet. 123, 1275 (1966).

MENDELSON, C. L.: Aspiration of stomach contents into the lungs during obstetric anaesthesia. Amer. J. Obstet. Gynec. 52, 191 (1946).

MICHENFELDER, J. D., FOWLER, W. S., THEYE, R. A.: CO_2 levels and pulmonary shunting in anesthetized man. J. appl. Physiol. 21, 1471 (1966).

MONTGOMERY, H., HOWOWITZ, O.: Oxygen tension of tissues by the polarographic method. I. Intracellular oxygen tension and blood flow of the skin of human extremities. J. clin. Invest. 29, 1120 (1950).

MÜLLER-SCHAUENBURG, W., BETZ, E.: Gas and heat clearance comparison and the use of heat transport for quantitative local blood flow measurement. In: Cerebral blood flow. BROCK, M. et al. (eds.) p. 47: Heidelberg - New York: Springer 1969.

MUSHIN, W. W., RENDELL-BAKER, L., THOMPSON, P. W., MAPLESON, W. W.: Automatic ventilation of the lungs, 2nd ed.. Oxford: Blackwell Scientific Publications 1969.

NAHAS, G. G., FINK, B. R.: Regulation of respiration. Ann. N. Y. Acad. Sci. (1961/62).

NIESEL, W., THEWS, G.: Ein elektrisches Analogrechenverfahren zur Lösung physiologischer Diffusionsprobleme. I. Mitteilung. Pflügers Arch. ges. Physiol. 269, 282 (1959).

NUNN, J. F.: Factors influencing the arterial oxygen tension during halothane anesthesia with spontaneous respiration. Brit. J. Anaesth. 36, 327 (1964).

OKINAKA, A. J.: Closure of pulmonary air spaces following abdominal surgery. Surg. Gynec. Obstet. 121, 1282 (1965).

O'NEIL, A., WINNIE, A. P., ZADIGIAN, M. E., COLLINS, V.: Premedication for ketamine anesthesia. Anesth. Analg. 51, 475 (1972).

OPITZ, E., SCHNEIDER, M.: Über die Sauerstoffversorgung des Gehirns und den Mechanismus von Mangelwirkungen. Ergebn. Physiol. 46, 126 (1950).

PANDY, J., NUNN, J. F.: Failure to demonstrate progressive falls of arterial pO_2 during anesthesia. Anaesthesia 23, 38 (1968).

PARKER, D., KEY, A., DAVIES, R.: Catheter-tip transducer for continuous in-vivo measurement of oxygen tension. Lancet 5, 952 (1971).

PAYNE, J. P.: Influence of carbon dioxide on neuromuscular blocking activity of relacant drugs in cat. Brit. J. Anaesth. 30, 206 (1958).

PERL, W.: Heat and matter distribution in body tissues and the determination of tissue blood flow by local clearance methods. J. theor. Biol. 2, 201 (1962).

PETER, K., ARENS, H., KLOSE, R., MAYR, J.: Blutgasanalytische Untersuchungen während der Narkosebeatmung mit und ohne Kohlensäureabsorption. Z. prakt. Anästh. 7, 75 (1972).

PFLÜGER, H.: Respiratorische Veränderungen bei intravenösen Narkosen. Anaesthesist 9, 56 (1960).

PODLESCH, J., ZINDLER, M.: Erste Erfahrungen mit dem Phencyclidinderivat Ketamine (CI-581) einem neuen intravenösen und intramuskulären Narkosemittel. Anaesthesist 16, 299 (1967).

PODLESCH, J.: Blutgasanalysen während Ketamin-Narkose unter Berücksichtigung von Prämedikation und Nachinjektionen. In: Ketamine. KREUSCHER, H. (Hrsg.) S. 133. Berlin - Heidelberg -New York: Springer 1969.

POTGIETER, S. V.: Atelectasis: its evaluation during upper urine tract surgery. Brit. J. Anaesth. 31, 472 (1959).

PRIEBE, L., BETZ, E.: Wärmetransport in homogen und isotrop-durchblutetem Gewebe. Ärztl. Forsch. 23, 18 (1969).

PRYS-ROBERTS, C., KELMAN, G. R., GREENBAUM, R., et al.: Hemodynamics and alveolar-arterial-pO_2-differences at varying $paCO_2$ in anesthetized man. J. appl. Physiol. 25, 80 (1968).

RACKOW, H., SALANITRE, E., FRUMIN, M. J.: Dilution of alveolar gasis during nitrous oxide excretion in man. J. appl. Physiol. 16, 723 (1961).

RADFORD, E. P., FERRIS, B. G., KRIETE, B. C.: Clinical use of a nomogram to estimate proper ventilation during artificial ventilation. N. Engl. J. Med. 251, 877 (1954).

RADFORD, E. P.: Ventilation standards for use in artificial respiration. J. appl. Physiol. 7, 451 (1955).

ROLLY, G.: The use of ketamine (CI-581) as monoanesthetic in clinical anesthesia, acid-base status and oxygenation. In: Ketamine, KREUSCHER, H. (Hrsg.), p. 117. Berlin -Heidelberg -New York: Springer 1969.

ROOTH, G., SJÖSTEDT, S., CALIGARI, F.: Bloodless determination of arterial oxygen tension by polarography. Science Tools, the LKW Instrument J. 4, 37 (1957).

SCHMIDT, K., THEWS, G., HERTZ, C. W.: Untersuchung des Ventilations-Durchblutungs-Verhältnisses in der funktionell inhomogenen Lunge mittels des "inspiratorischen Sauerstoffsprunges". Pflügers Arch. ges. Physiol. 282, 276 (1965).

SCHUH, F. T.: Nebenwirkungen von Lachgas, Anaesthesist 24, 392 (1975).

SCHULER, R., KREUZER, F.: Rapid polarographic in vivo oxygen catheter electrodes. Resp. Physiol. 3, 90 (1967).

SCHUURMANS-STEKHOVEN, J. H., KREUZER, F.: Shunt components of alveolar arterial oxygen pressure difference and atelectasis. Resp. Physiol. 3, 192 (1967).

SELIM, D., MARKELLO, R., BAKER, J. M.: The relationship of ventilation to diffusion hypoxia. Anesth. Analq. 49, 437 (1970).

SEVERINGHAUS, J. W.: The rate of uptake of nitrous oxide in man. J. clin. Invest. 33, 1183 (1954).

SEVERINGHAUS, J. W.: Oxyhemoglobin dissociation curve correction for temperature and pH-variation in human blood. J. appl. Physiol. 12, 485 (1958).

SEVERINGHAUS, J. W.: Blood gas calculator. J. appl. Physiol. 21, 1108 (1966).

SEVERINGHAUS, J. W., WEISKOPF, R. B., NISHIMURA, M., BRADLEY, F.: Oxygen electrode errors due to polarographic reduction of halothane. J. appl. Physiol. 31, 640 (1971).

SHAH, J., JONES, J. G., GALVIN, J., TOMLIN, P. J.: Pulmonary gas exchange during induction of anaesthesia with nitrous oxide in seated subjects. Brit. J. Anaesth. 43, 1013 (1971).

SHEFFER, L., STEFFENSON, J. L., BIRCH, A. A.: Nitrous-oxide-induced diffusion hypoxia in patients breathing spontaneously. Anesthesiology 37, 436 (1972).

SMITH, L. L., WALTON, D. M., NISLON, D. R., et al.: Continuous gas and pH monitoring during cardiovascular surgery. Amer. J. Surg. 120, 249 (1970).

SPENCE, A. A., ALEXANDER, J. I.: Mechanism of postoperative hypoxaemia. Proc. roy. Soc. Med. 65, 12 (1972).

STAUB, N. C.: A simple small oxygen electrode. J. appl. Physiol. 16, 192 (1961).

TAYLOR, G. J.: Apnea due to apparent potassium imbalance. Anaesthesia 18, 9 (1963).

THEWS, G.: Die Sauerstoffdiffusion im Gehirn. Ein Beitrag zur Frage der Sauerstoffversorgung der Organe. Pflügers Arch. ges. Physiol. 271, 197 (1960).

THEWS, G.: Ein Mikroanalyseverfahren zur Bestimmung der Sauerstoffdrucke in kleinen Blutproben. Archiv. ges. Physiol. 276, 89 (1962).

THEWS, G.: Die theoretischen Grundlagen der Sauerstoffaufnahme in der Lunge. Ergebn. Physiol. 53, 42 ((1963).

THEWS, G., SCHMIDT, K.: Analyse der Verteilung von Ventilation und Durchblutung in der funktionell inhomogenen Lunge nach dem Verfahren des "inspiratorischen Sauerstoffsprunges". Pflügers Arch. ges. Physiol. 282, 259 (1965).

THEWS, G.: Nomogramme zum Säure-Basen-Status des Blutes und zum Atemgastransport. Anaesthesiologie und Wiederbelebung, Bd. 53. Berlin -Heidelberg - New York: Springer 1971.

THEWS, G.: Nomogramme zur Berücksichtigung der Körpertemperatur bei Blutgas- und pH-Messungen. Anaesthesist 21, 466 (1972).

TICE, A., GROSFIELD, J. L., MAZZIA, V. D. B., SPENCER, F. C.: Monitoring of blood gas tensions and pH during surgical operations. Arch. Surg. 96, 247 (1968).

TÖDT, F.: Elektrochemische Sauerstoffmessungen. Berlin: De Gruyter 1958.

VOIGT, E., WEITZSÄCKER, W.: Gasaustausch und Lungenmechanik unter Narkosebeatmung. Anaesthesist 24, 166 (1975).

WALD, A., HASS, W. K., SIEW, F. P., WOOD, D. H.: Continuous measurement of blood gases in vivo by mass spectroscopy. Med. biol. Eng. 8, 111 (1970).

WASER, P. G., LÜTHI, U.: Verteilung, Metabolismus und Elimination von 3H-Diallyl-nor-Toxiferin (Alloferin) bei Katzen. Helv. physiol. pharmacol. Acta 24, 259 (1966).

WOLDRING, S., OWENS, G., WOOLFORD, D. C.: Blood gases: Continuous in vivo recording of partial pressure by mass spectrography. Science 153, 885 (1966).

YAMAMURA, H., KAITO, K., IKEDA, K., et al.: The relationship between physiologic shunt and cardiac output in dogs under general anesthesia. Anesthesiology 30, 406 (1969).

ZINDLER, M.: Changes of respiration and blood gases after propanidid. Acta anesth. scand. 17, 67 (1965).

H. SACHVERZEICHNIS

S

T

Anaesthesiology and Resuscitation · Anaesthesiologie und Wiederbelebung
Anesthésiologie et Réanimation

Editors: R. Frey, F. Kern, O. Mayrhofer. Managing Editor: H. Bergmann

Eine Auswahl lieferbarer Bände:

1 Resuscitation. Controversial Aspects. Edited by Peter Safar. VII, 64 pages. DM 26,–. 1963

2 Hypnosis in Anaesthesiology. Edited by Jean Lassner. VIII, 51 Seiten. DM 24,–. 1964

5 Infusionsprobleme in der Chirurgie. Herausgegeben von U. F. Gruber. VIII, 108 Seiten. DM 14,–. 1968

6 Parenterale Ernährung. Herausgegeben von K. Lang, R. Frey und M. Halmágyi. X, 156 Seiten. DM 34,–. 1966

7 Grundlagen und Ergebnisse der Venendruckmessung zur Prüfung des zirkulierenden Blutvolumens. Von V. Feurstein. VIII, 37 Seiten. DM 19,–. 1965

11 Der Elektrolytstoffwechsel von Hirngewebe und seine Beeinflussung durch Narkotica. Von W. Klaus. VIII, 97 Seiten. DM 33,–. 1967

12 Sauerstoffversorgung und Säure-Basenhaushalt in tiefer Hypothermie. Von P. Lundsgaard-Hansen. VIII, 91 Seiten. DM 30,–. 1966

14 Die Technik der Lokalanaesthesie. Von H. Nolte. VIII, 53 Seiten. DM 14,–. 1966

15 Anaesthesie und Notfallmedizin. Herausgegeben von K. Hutschenreuter. XII, 286 Seiten. DM 78,–. 1966

16 Anaesthesiologische Probleme in der HNO-Heilkunde und Kieferchirurgie. Herausgegeben von K. Horatz und H. Kreuscher. VIII, 39 Seiten. DM 19,–. 1966

19 Örtliche Betäubung: Plexus brachialis. Von Sir Robert R. Macintosh und W. W. Mushin. VIII, 32 Seiten. DM 20,–. 1967

20 Anaesthesie in der Gefäß- und Herzchirurgie. Herausgegeben von O. H. Just und M. Zindler. XII, 209 Seiten. DM 64,–. 1967

21 Die Hirndurchblutung unter Neuroleptanaesthesie. Von H. Kreuscher. VIII, 85 Seiten. DM 33,–. 1967

22 Ateminsuffizienz. Von H. L'Allemand. VIII, 90 Seiten. DM 36,–. 1968

23 Die Geschichte der chirurgischen Anaesthesie. Von Thomas E. Keys. XVIII, 230 Seiten. DM 78,–. 1968

24 Ventilation und Atemtechnik bei Säuglingen und Kleinkindern unter Narkosebedingungen. Von J. Wawersik. X, 151 Seiten. DM 52,–. 1967

25 Morphinartige Analgetika und ihre Antagonisten. Von Francis F. Foldes, Mark Swerdlow, and Ephraim S. Siker. XXIII, 364 Seiten. DM 110,–. 1968

26 Örtliche Betäubung: Kopf und Hals. Von Sir Robert R. Macintosh und M. Ostlere. VIII, 124 Seiten. DM 67,–. 1968

27 Langzeitbeatmung. Herausgegeben von Ch. Lehmann. XIV, 91 Seiten. DM 39,–. 1968

28 Die Wiederbelebung der Atmung. Von H. Nolte. XII, 89 Seiten. DM 14,–. 1968

29 Kontrolle der Ventilation in der Neugeborenen- und Säuglingsanaesthesie. Von U. Henneberg. VII, 73 Seiten. DM 34,–. 1968

30 Hypoxie. Herausgegeben von R. Frey, M. Halmágyi, Karl Lang und G. Thews. X, 176 Seiten. DM 69,–. 1969

32 Örtliche Betäubung: Abdominal-Chirurgie. Von Sir Robert R. Macintosh und R. Bryce-Smith. XI, 73 Seiten. DM 62,–. 1968

33 Planung, Organisation und Einrichtung von Intensivbehandlungseinheiten am Krankenhaus. Herausgegeben von H. W. Opderbecke. X, 230 Seiten. DM 49,–. 1969

35 Die Störungen des Säure-Basen-Haushaltes. Herausgegeben von V. Feurstein. X, 149 Seiten. DM 56,–. 1969

36 Anaesthesie und Nierenfunktion. Herausgegeben von V. Feurstein. X, 142 Seiten. DM 53,–. 1969

37 Anaesthesie und Kohlenhydratstoffwechesl. Herausgegeben von V. Feurstein. VIII, 83 Seiten. DM 36,–. 1969

38 Respiratorbeatmung und Oberflächenspannung in der Lunge. Von H. Benzer. IX, 51 Seiten. DM 24,–. 1969

39 Die nasotracheale Intubation. Von M. Körner. XI, 94 Seiten. DM 43,–. 1969

41 Über das Verhalten von Ventilation, Gasaustausch und Kreislauf bei Patienten mit normalem und gestörtem Gasaustausch unter künstlicher Totraumvergrößerung. Von O. Giebel. VII, 74 Seiten. DM 26,–. 1969

43 Die Klinik des Wundstarrkrampfes im Lichte neuzeitlicher Behandlungsmethoden. Von K. Eyrich. VIII, 95 Seiten. DM 30,–. 1969

45 Vergiftungen. Erkennung, Verhütung und Behandlung. Herausgegeben von R. Frey, M. Halmágyi, K. Lang und P. Oettel. XX, 173 Seiten. DM 30,–. 1970

46 Veränderungen des Wasser- und Elektrolythaushaltes durch Osmotherapeutika. Von M. Halmágyi. XII, 77 Seiten. DM 30,–. 1970

48 Intensivtherapie bei Kreislaufversagen. Herausgegeben von S. Effert und K. Wiemers. IX, 108 Seiten. DM 43,–. 1970

50 Intensivtherapie beim septischen Schock. Herausgegeben von F. W. Ahnefeld und M. Halmágyi. IX, 103 Seiten. DM 44,–. 1970

51 Prämedikationseffekte auf Bronchialwiderstand und Atmung. Von L. Stöcker. VII, 46 Seiten. DM 26,–. 1971

52 Die Bedeutung der adrenergen Blockade für den haemorrhagischen Schock. Von G. Zierott. VIII, 115 Seiten. DM 62,–. 1971

53 Nomogramme zum Säure-Basen-Status des Blutes und zum Atemgastransport. Herausgegeben von G. Thews, XI, 134 Seiten. DM 48,–. 1971

56 Anaesthesie bei Eingriffen an endokrinen Organen und bei Herzrhythmusstörungen. Herausgegeben von K. Hutschenreuter und M. Zindler. XII, 223 Seiten. DM 47,–. 1972

58 Stoffwechsel. Pathophysiologische Grundlagen der Intensivtherapie. Herausgegeben von K. Lang, R. Frey und M. Halmágyi. X, 142 Seiten. DM 59,–. 1972

59 Anaesthesia Equipment. By P. Schreiber. XII, 219 pages. DM 59,–. 1972

60 Homoiostase. Wiederherstellung und Aufrechterhaltung. Herausgegeben von F. W. Ahnefeld und M. Halmágyi. XI, 192 Seiten. DM 83,–. 1972

61 Essays on Future Trends in Anaesthesia. By A. Boba. X, 93 pages. DM 36,–. 1972

62 Respiratorischer Flüssigkeits- und Wärmeverlust des Säuglings und Kleinkindes bei künstlicher Beatmung. Von W. Dick. VIII, 69 Seiten. DM 40,–. 1972

64 Sauerstoffüberdruckbehandlung. Probleme und Anwendung. Herausgegeben von I. Podlesch. IX, 97 Seiten. DM 47,–. 1972

65 Der Wasser- und Elektrolythaushalt des Kranken. Von H. Baur. XI, 221 Seiten. DM 59,–. 1972

66 Überlebens- und Wiederbelebungszeit des Herzens. Von P. G. Spieckermann. IX, 116 Seiten. DM 47,–. 1973

67 Sauerstoffbedarf und Sauerstoffversorgung des Herzens in Narkose. Von D. Kettler. VIII, 53 Seiten. DM 30,–. 1973

68 Anaesthesie mit Gamma-Hydroxibuttersäure. Herausgegeben von W. Bushart und P. Rittmeyer. IX, 93 Seiten. DM 30,–. 1973

70 Die Sekretionsleistung des Nebennierenmarks unter dem Einfluß von Narkotica und Muskelrelaxantien. Von M. Göthert. VIII, 89 Seiten. DM 36,–. 1972

71 Anaesthesie und Wiederbelebung bei Säuglingen und Kleinkindern. Herausgegeben von F. W. Ahnefeld und M. Halmágyi. IX, 83 Seiten. DM 40,–. 1973

72 Therapie lebensbedrohlicher Zustände bei Säuglingen und Kleinkindern. Herausgegeben von R. Frey, M. Halmágyi und K. Lang. IX, 136 Seiten. DM 69,–. 1973

73 Diagnostische und therapeutische Nervenblockaden. Herausgegeben von R. Frey, M. Halmágyi und H. Nolte. IX, 67 Seiten. DM 36,–. 1973

75 Anesthetic Management of Endocrine Disease. By T. Oyama. IX, 220 pages. DM 65,–. 1973

77 Herzrhythmus und Anaesthesie. Herausgegeben von H. Nolte und J. Wurster. IX, 55 Seiten. DM 30,–. 1973

78 Biotelemetrie. Angewandte biomedizinische Technik. Von H. Hutten. VII, 70 Seiten. DM 39,–. 1973

79 Coronardurchblutung und Energieumsatz des menschlichen Herzens unter verschiedenen Anaesthetica. Von H. Sonntag. VIII, 56 Seiten. DM 36,–. 1973

80 Anaesthesie. Atmung – Kreislauf. Herausgegeben von M. Gemperle, G. Hossli und B. Tschirren. XIII, 278 Seiten. DM 58,–. 1974

81 Stoffwechselwirkungen von Trometamol. Von H. Helwig. VIII, 96 Seiten. DM 36,–. 1974

84 Ethrane. Edited by P. Lawin und R. Beer in cooperation with E. Wiethoff. XIII, 389 pages. DM 64,–. 1974

85 Blutersatz durch stromafreie Hämoglobinlösung. Von J. M. Unseld. VIII, 90 Seiten. DM 32,–. 1974

95 Mobile Intensive Care Units. Edited by R. Frey, E. Nagel and P. Safar. XV, 271 pages. DM 48,–. 1976

98 Intraaortale Ballongegenpulsation. Von E. R. de Vivie. X, 96 Seiten. DM 28,–. 1976

99 Inhalationsanaesthesie mit Ethrane. Herausgegeben von J. B. Brückner. XII, 254 Seiten. DM 48,–. 1976

101 Myokarddurchblutung und Stoffwechselparameter im arteriellen Blut bei Hämodilutionsperfusion. Von D. Regensburger. VII, 75 Seiten. DM 36,–. 1976

102 Coronarinsuffizienz, Pathophysiologie und Anaesthesieprobleme bei der Coronarchirurgie. Herausgegeben von M. Zindler und R. Purschke. XIII, 166 Seiten. DM 48,–. 1977

103 Fettemulsionen in der parenteralen Ernährung. Herausgegeben von A. Wretlind, R. Frey, K. Eyrich und H. Makowski. X, 222 Seiten. DM 48,–. 1977

104 Die akute normovolämische Hämodilution in klinischer Anwendung. Von A. J. Coburg. XI, 89 Seiten. DM 28,–. 1977

105 Lungenveränderungen während Dauerbeatmung. Von H. Reineke. VII, 56 Seiten. DM 36,–. 1977

106 Etomidate. Edited by A. Doenicke. XI, 155 pages. DM 36,–. 1977

107 Die kontrollierte Hypotension mit Nitroprussidnatrium in der Neuroanaesthesie. Von K. Huse. IX, 98 Seiten. DM 38,–. 1977

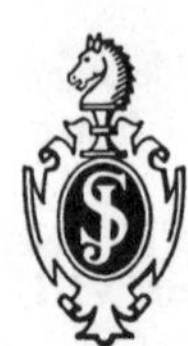

Preisänderungen vorbehalten

Springer-Verlag Berlin Heidelberg New York